Ausweg
aus dem Schmerzlabyrinth
Fibromyalgie

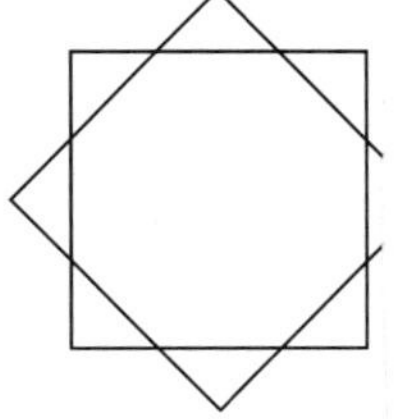

Das Phytamin-Prinzip für Nerven und Hormone

Inhalt

Impressum:
Ausweg aus dem Schmerzlabyrinth Fibromyalgie
Das Phytamin-Prinzip für Nerven und Hormone
Vertrieb durch Nova MD Verlag
Die Buchreihe **phytamines.academy** erscheint im IGK-Verlag mit den Schwerpunkten Mikronährstoffe und Präventionsmedizin
www.IGK-Verlag.com
22393 Hamburg

ISBN: 9783936137712
Druck: SOWA Sp. z o.o., Warschau, www.sowadruk.pl

***

***

Für die Leserin, für den Leser in Eile

Die Schmerzkrankheit Fibromyalgie ist eine umfassende, komplizierte Erkrankung.

„Die Fibromyalgie hat die Tendenz, eher ‚wegwerfend' (dismissive) behandelt zu werden, manches Mal mit zynischem Unterton." Diese Aussage aus dem Jahr 2018 stammt von einer Koryphäe der Schmerzbekämpfung, Dr. Robert M. Bennett, Professor an der Oregon Health Sciences University, Fellow of the Royal College of Physicians. Weiter: „Ich sah mehr als 5.000 Patienten in den letzten 20 Jahren, die meisten wollten hauptsächlich, dass ihre Symptome als Produkt einer wirklichen Krankheit und nicht als Erfindungen einer üppigen Fantasie bestätigt werden. Es ist eine krankhafte Störung der Prozesse von Wahrnehmung und Einstufung." *

Fibromyalgie unterscheidet sich von allen übrigen Erkrankungen dadurch, dass sie von der Medizin nicht auf Basis des üblichen klassischen Modells, wie Medizinstudenten es eingetrichtert bekommen, verstanden werden kann.

Einige Zusammenhänge werden erst seit 2013 allmählich erkannt. Informationen zu den Belastungen sind in den folgenden Kapiteln konzentriert.

- Attacken gegen Nervenzellen durch anticholinerge Effekte
- Medikamente tarnen sich als Neurotransmitter
- Unter Verdacht
- Gehirnzerstörer
- Mononatriumglutamat
- Gehirnschädigung
- Mehr als 70 Erregungsauslöser
- Östrogendominanz
- Falsche Hormone, echte Effekte
- Nebennierenschwäche
- Chemische Empfindlichkeit

Eine ganzheitliche Betrachtungsweise erkennt als zu Grunde liegende Hauptproblematik eine andauernde oxidative und inflammatorische Stresserkrankung. Bei dieser Herausforderung zeigt die Präventionsmedizin ihre Stärke.

Hilfreiche Informationen sind in diesen Kapiteln konzentriert:

- Eliminierung von Exzitotoxinen
- Das Phytaminkonzept gegen Entzündungen
- Serotoninbausteine in der Nahrung
- Schmerzunterdrückendes Melatonin
- Anti-Fibromyalgie-Diät
- Vegetarisch, vegan, anti-oxidativ
- Das Phytaminkonzept gegen oxidativen Stress
- Wertvolle Nervennährstoffe
- Nervennahrung und Gehirnhelfer morgens
- und Gehirnhelfer abends. 

*** (Quelle: „Understanding Chronic Pain and Fibromyalgia: A Revie of Recent Discoveries", National Fibromyalgia & Chronic Pain Association, 2018).**

Einleitung

Die fortgeschrittene Krankheit Fibromyalgie geht mit schmerzenden, beschädigten Nervenzellen einher. Darunter leiden drei von 100 Menschen in Deutschland, vor allem Frauen. Das typische Erkrankungsalter liegt zwischen 40 und 60 Jahren. Ganze Faserstränge schwächeln, verlieren ihre Funktion, werden zerstört und verschwinden aus den Geweben. Im Gesicht, an Händen, Füßen, Beinen … überall. Verblüffend ist: Muskeln und Gelenke schmerzen, weisen aber selbst keine erkennbaren Schäden auf. Die Präsidentin des Deutschen Schmerzkongresses im Oktober 2021, Neurologieprofessorin Dr. Nurcan Üceyler, hat im Jahre 2013 als erste die Small Fiber-Pathologie erkannt: Winzigste Nervenfasern sind biologisch geschädigt, ähnlich wie Langzeitfolgen von Diabetes. Diese zerstörten Mini-Komponenten der Nervensysteme außerhalb des Gehirns und des Rükkenmarks sind die ersten nachweisbaren Spuren dieser rätselhaften Krankheit. Aber sie zeigen nicht die Ursache. Im übertragenen Sinne sind sie wie der Blechschaden nach einem Unfall.

Die moderne Fibromyalgieforschung erkennt eine sehr viel tiefere Dramatik als Hauptproblem: das Zusammentreffen von Nervenzerstörung und Hormonerschöpfung. Unsere Nervennetzwerke sind mit dem Drüsensystem der Hormone eng verflochten. Im Falle eines Schadens bei einem Teil des Systems erleiden alle das gleiche Schicksal. Überzeugendere Erklärungen gibt es für diverse Ursachen von Hormonstörungen. Vielleicht sind sie der Anfang.

Was passiert da genau? Unter besonderem Verdacht stehen Faktoren von außen. Wir verzehren sie, wir lassen sie auf andere Weise in unseren Körper. Hormonunterbrecher, Nahrungszusätze, Umweltgifte, entzündungsfördernde Substanzen. Viel seltener sind es seelische Erschütterungen oder schwere körperliche Wunden.

Am Ende versagt das System der Schmerzabwehr völlig. Das gesamte Netzwerk ist defekt: die Wahrnehmung, das Empfinden, die Bewertung, das Schmerzgefühl und vor allem die Schmerzhemmung. Nur das Schmerzgedächtnis ist überwach. Die leiseste Wiederkehr ruft die volle Dosis irre vagabundierender Schmerzeffekte zurück.

Das Verstehen der Grundlagen ermöglicht, die Ursachen gezielt zu anzugehen.

Im gesunden Zustand federn Stresshormone körperliche und seelische Belastungen ab. Der Spiegel des wichtigsten Stresshormons, Cortisol, steigt, sobald bestimmte Nervenverbindungen aktiviert werden. Im Gehirn bestimmt das so genannte Glückshormon Serotonin die Signale im System der Schmerzabwehr.

Doch Cortisol und andere Botenstoffe schaffen unter bestimmten Belastungen und Schädigungen ihre Lenkungsaufgaben nicht. Die Auslöser werden immer deutlicher: Wenn Stressoren chronisch werden, wenn Probleme zu lange andauern, wenn toxische Belastungen zu stark werden. Hormonwerte stürzen ab oder steigen hoch, während Vitamine und andere Vitalstoffe fehlen. In der Folge bauen die Immunkräfte ab. Die natürlichen Abwehrpotenziale werden schwächer. Doch die Sensibilität nimmt zu, das Schmerzgedächtnis leistet Schwerstarbeit, und schließlich brechen die Abmilderung von Schmerzempfinden und die Schmerzabwehr zusammen.

Patienten mit Fibromyalgie schildern auch Symptome wie Depression, Reizdarm, Erschöpfung, Schlaflosigkeit, Rückenschmerzen. Nähere Untersuchungen belegen eine Einschränkung der Atemfunktionen und Probleme des Herzens und des Kreislaufs. Immer sind daran Nervenstörungen und Hormonkomplikationen gemeinsam beteiligt.

Alle Erkenntnisse reichten nicht aus für die Entwicklung eines umfassend wirkenden Spezialmedikaments.

In der Zwischenzeit konzentrieren sich neue Ansätze auf beinahe jede einzelne Komponente der Schmerzsysteme. Es ist eine Sisyphusarbeit, denn sie macht die intensive Beschäftigung mit zahlreichen Komponenten erforderlich. Nicht zuletzt steht auch jede einzelne Faser der Hypothalamus-Hypophyse-Nebennieren-Achse im Blickpunkt.

Die Lösung: Der umfassende Schutz der Nervenbahnen, der Serotoninproduktion und der Hormonbalance. Nach einem Verlust müssen diese Funktionen wiederhergestellt werden. Durch ausgewählte Mikronährstoffe, durch die Zufuhr von Hormonvorstufen, durch eine wirksame Anti-Fibromyalgie-Ernährung und durch das Vermeiden von schädlichen Substanzen.

Auch Meditation, Hypnose, Selbsthypnose, autogenes Training und manuelle Therapien beruhigen Nerven und Hormonquellen und tragen zu fast unerklärlichen Heilerfolgen bei. ❖

Große Hoffnung auf Vitamin D

Die auch Weichteilrheumatismus genannte Volkskrankheit Fibromyalgie ist eine chronisch auftretende Störung, gekennzeichnet durch im Körper weit verbreitete Schmerzsymptome in Kombination mit kognitiven Einschränkungen, schwerer Ermüdung und vielen typischen Begleiterkrankungen.

Seit Juni 2016 ist plötzlich die große Hoffnung berechtigt, dass eine einzige Substanz geeignet ist, alle oder fast alle Komponenten einer Fibromyalgieerkrankung auf einen Schlag zu verbessern. Womöglich ist ihr Mangel sogar der entscheidende Faktor in der Entstehung. Die Rede ist von Vitamin D.

Die Autoren hängen zwar noch ein Fragezeichen an ihre Aussage im Beitrag „Vitamin D in der Fibromyalgie: Ein ursächliches oder mitbegründendes biologisches Zusammenspiel?" in der Fachzeitschrift „Nutrition"* aus der Inneren Medizin des AHEPA Krankenhauses Thessaloniki, Griechenland. Doch gleichzeitig betonen sie: „Die verfügbaren Beweise zeigen, dass Vitamin D der lebenswichtige – wörtlich vitale – Bioregulator jener Schmerzleitungsbahnen ist, die von Fibromyalgie betroffen sind."

Die Autoren weisen nach: In zehn Bereichen des Zentralen Nervensystems befinden sich Rezeptoren, die auf einen Impuls durch Vitamin D reagieren. Das unterstreicht ihrer Auffassung nach die überragende Bedeutung dieses Sonnenvitamins. Und sie verweisen auf viele frühere Studien mit dem Ergebnis, dass die gravierende Unterversorgung mit Vitamin D bei Patienten mit Fibromyalgie sehr weit verbreitet ist. Unter einer solchen Hypovitaminose kommt es auf Grund einer mangelnden Zufuhr zu Krankheitserscheinungen, zu Stoffwechselstörungen und zur Überforderung anderer Hormone.

Umgekehrt gilt Vitamin D auch als potentestes Muskelvitamin. In einer Studie mit 310 gesunden Erwachsenen wurde mit Gaben von 4.000 IU täglich bis zu 60.000 IU pro Woche im August 2016 eine signifikante Steigerung der Muskelkraft erzielt.

Damit werden Erkenntnisse aus der Erforschung der Depression auf die Fibromyalgie ausgedehnt. Dabei wird mitbewertet, dass schwere Stimmungsschwankungen sehr oft zu ihren häufigsten Begleiterscheinungen zählen. Besonders ein Mangel an drei Vitaminen, nämlich den Vitamin B6, Vitamin B12 und Vitamin D, gilt heute als typisch für die Depression. Diese Defizite sind zumindest mitschuldig. Für junge Erwachsene verdoppelt sich

---

*** (Quelle: „Vitamin D in Fibromyalgia: A Causative or Confounding Biological Interplay?" Nutrients 2016, 8(6), 343; doi:10.3390/nu8060343)**

bei niedrigen Vitamin D-Spiegeln das statistische Risiko, an einer behandlungsbedürftigen Depression zu erkranken*.

Zusammenhänge waren lange Zeit ein Rätsel. Doch 2014 wurde auf dem Gebiet der Autismusforschung eindeutig ein Mechanismus nachgewiesen, mit dem Vitamin D die Bildung des außergewöhnlich wichtigen Hormons Serotonin reguliert, indem es im Gehirn in einer Vorstufe dieses Hormons etwas verändert, nämlich ein Tryptophan-Gen aktiviert.

Unter Hunderten Hormonen und Botenstoffen in unserem Körper sind etwa 40 sehr wichtig. Präventivmediziner an der Fibromyalgiefront konzentrieren ihre Blicke am liebsten und hauptsächlich auf eine einzige Substanz: Es interessiert sie das so genannte Glückshormon Serotonin.

Serotonin entscheidet zum Beispiel maßgebend, welche Information eine Nervenzelle als Schmerz einstuft, ob ihre Meldung gehemmt wird und wie sie im Gedächtnis gespeichert wird. Der Spiegel dieses Botenstoffes ist tatsächlich wie der Vitamin D-Spiegel im Blut dieser Patientinnen und Patienten deutlich gesenkt. Andere Überträgerstoffe im Gehirn sind erhöht. Eine allerwinzigste Menge ändert bereits das Geschehen in einer einzigen Zelle oder im ganzen Organismus.

Dazu muss betont werden: Zwei Arten von körpereigenen chemischen Substanzen beeinflussen nahezu jede Funktion von Wachstum und Stoffwechsel: Neurotransmitter und Hormone. Die erste Gruppe ermöglicht die Kommunikation von Nervenzellen unmittelbar miteinander, die zweite den Informationsaustausch bestimmter Organe mit einem anderen Teil des Körpers. Gemeinsame Chefetage ist das Gehirn. Das Zentrale Nervensystem unterhält über das Periphere Nervensystem den Kontakt mit dem übrigen Körper und mit der Außenwelt. Die Hypothalamus-Hypophyse-Nebennieren-Achse zu wichtigen Hormonquellen steuert das Innenleben.

Der geringste Schaden durch Überproduktion oder Defizit kann schwere Auswirkungen haben.

Eine der dramatischsten Störungen ist die Fibromyalgie. ❖

*** (Quelle: Ganji, Vijay, et al. „Serum vitamin D concentrations are related to depression in young adult US population: the Third National Health and Nutrition Examination Survey". International archives of medicine, 2010, 3. Jg., Nr. 1, S. 29)**

Was läuft unter solchen Vorgaben schief?

Gemessen an der breiten Streuung ihrer Symptome und Folgen ist kaum eine Krankheit so undurchsichtig wie die Fibromyalgie. Deshalb ist ihre Erklärung mit einem einzigen Versagen umso überraschender.

Eigentlich normale Schmerzsignale von irgendwoher im Körper werden im Gehirn stärker wahrgenommen, als sie sind. Daran ist auch ein überaktives Schmerzgedächtnis beteiligt: Achtung, schon wieder ... Die daraus resultierenden Aktionen überstrapazieren die Drüsen zur Freisetzung von bestimmten Hormonen zur Abfederung von Schmerzproblemen. Schließlich ermatten die Systeme.

Nervennetze, Hormonpartnerschaften, Abwehrsystem und auch der mentale Bereich sind von diesen dramatischen Veränderungen betroffen. Ganzheitlich denkende Mediziner sprechen von einer psycho-neuro-endokrino-immunologischen Erkrankung.

Als Verursacher eines Serotoninmangels kommen viele Schuldige in Betracht: beispielsweise chronische Entzündungen, Nahrungsmittelunverträglichkeiten, Infektionen, anhaltender Schlafmangel, zu wenig Sonnenlicht, Fehlreaktionen der Immunabwehr, Antiobiotikabehandlungen, Insulinresistenz und gravierende Mikronährstoffdefizite, und zwar über die genannten Vitamine Vitamin B6, Vitamin B12 und Vitamin D hinaus.

Unter starkem Verdacht stehen auch Hunderte von industriell hergestellten chemischen Substanzen. Lebensmittelzusätze, Arzneimittel, Pflanzenchemikalien, Kosmetika, Weichmacher, Schwermetalle, Antibiotika.

Mehr als 70 Exzitotoxine in den Fertignahrungsmitteln erregen Gehirnnerven bis zu ihrer Zerstörung. Geschätzte 800 so genannte Endokrine Disruptoren unterbrechen Hormoneffekte.

Ihre Bezeichnungen sind Millionen Menschen kein Begriff. Dabei beherrschen diese legalen Vergiftungsstoffe und Zellzerstörer längst unseren Alltag. Langzeituntersuchungen dekken im menschlichen Organismus in aller Regel mehr als 200 chemisch reagierende Stoffe auf. Bei sieben von zehn untersuchten Menschen in Deutschland wird das unter Krebsverdacht stehende Unkrautvernichtungsmittel Glyphosat im Urin gefunden.

Es sind Nervenfeinde und Hormonfeinde. Vermutlich sind sie die Wurzel im größten Rätsel der Medizin, Fibromyalgie ... und die Lösung.

Abertausende Pflanzenstoffe sichern in der Pflanzenwelt die Kommunikation, ermöglichen das Erkennen, die Einschätzung und die Abwehr von Krankheitserregern und Fressfeinden, schützen vor Umweltschäden und fördern das Überleben. Diese Phytamine haben auch für uns Menschen eine enorme Bedeutung. Sie hemmen nach Verzehr die Krankheitsentstehung. Sie wirken gegen Entzündungsprozesse und gegen oxidativen Stress. Sie gleichen Hormondefizite aus. Sie garantieren die Funktionsfähigkeit der Nervensysteme oder stellen sie wieder her. Und sie spielen eine wichtige Rolle im Serotoninsystem der Schmerzverarbeitung.

So gesehen warten im Körper eines Menschen mit Fibromyalgie viele Aufgaben auf sie. ❖

Nervenfasern unter dem Mikroskop

Die Diagnose Fibromyalgie darf als Hiobsbotschaft eingestuft werden. Weniger weil die Schulmedizin diese Krankheit bis vor wenigen Jahren geleugnet hat und sie heute noch als unheilbar bezeichnet. Mehr weil der fromme Mann Hiob aus der biblischen Erzählung als der erste Patient mit dieser umfassenden Schmerzerkrankung gesehen wird.

Es handelt sich um die vielleicht älteste Krankheit der Welt und lange, lange Zeit auch um die mysteriöseste. In den 1990er Jahren wurde sie von der Weltgesundheitsbehörde, WHO, anerkannt. Sie hat auch eine Kennziffer: ICD-10 M 79.7. Dennoch winken viele Ärzte ab: für sie kein Begriff.

Dieses Leiden ist offensichtlich das Ergebnis einer Kette von körperlichen und psychischen Faktoren. Viele Diagnosen können nur an fortgeschritten Erkrankten gestellt werden. Deshalb steht die Schulmedizin in den meisten Fällen vor zwei unbeantworteten Fragen: Welche Umstände haben zu Beginn die Entstehung der Krankheit mitbestimmt? Welche kamen erst im Verlauf dazu?

Niemals konnte eine herkömmliche Untersuchungsmethode an irgendeiner Stelle des Körpers eine für die Fibromyalgie typische, fassbare krankhafte Veränderung nachweisen.

Dann kam der 9. März 2013. Zwei Neurologinnen der Universität Würzburg im bayrischen Bezirk Unterfranken erläuterten in der Fachzeitschrift „Brain. A Journal of Neurology" eine sensationelle Beobachtung an 25 Patienten mit Fibromyalgie.

Die zwei Oberärztinnen an der Universitätsklinik Würzburg, die Molekularbiologin Privatdozentin Dr. Nurcan Üçeyler und die Professorin der Neurologie Dr. Claudia Sommer, konzentrieren ihre wissenschaftliche Arbeit seit Jahren auf die Erforschung von Schmerz, auf die Eigenarten der Nervenzellen und auf neuromuskuläre Erkrankungen. Ihr Engagement wurde belohnt. Ihnen gelang zum ersten Mal ein sichtbarer und eindeutiger Nachweis für ein strukturelles Geschehen im Zusammenhang mit Fibromyalgie. Sie entdeckten Beschädigungen an kleinkalibrigen Fasern in der Unterhaut, small fibres genannt. Sie verbinden überall im Körper das Gewebe mit den Nervenbahnen und helfen bei der Regulation verschiedener Organe. Die kleinkalibrigen Fasern als Partner des Nervensystems haben neben der Wahrnehmung von Schmerzen auch weitere, unwillkürliche Aufgaben wie Temperaturempfinden und Steuerung von Körperfunktionen durch Erregung oder durch Reizwahrnehmung.

Die Wissenschaftlerinnen stießen an den unscheinbaren kleinkalibrigen Fasern auf eindeutige Auffälligkeiten: Ihre Leistung war vermindert, als würden ihre Zellen von Giftstoffen attakkiert und gehemmt. Andrerseits zeigte die Untersuchung unterm Mikroskop ihre Abnahme, ihren Rückzug, ihr Verschwinden aus dem Gewebe, wie nach völliger Zerstörung. In der Hautstanzbiopsie war bei den Erkrankten die Anzahl der Minifasern deutlich reduziert.

Eine Kontrollgruppe ohne Schmerzen mit schwerer Depression, die ähnliche Symptome wie Fibromyalgie bilden kann, hatten diese Schäden an den winzigen Nervenfasern nicht.

Damit war klar: In der Entwicklung von Fibromyalgie werden ganz spezielle Nervenkomponenten geschädigt, vielleicht als Ursache, vielleicht als Auswirkung. Das führt zu Funktionsstörungen und Schmerzen. ❖

Diffamierte Patientinnen

Vermutlich war es kein Zufall, dass es gerade zwei Frauen waren, die der Forschung an diesem Leiden eine substanziell neue Richtung gaben. Denn in den Jahrzehnten davor hatte sich, von amerikanischen Psychiatern genährt, die Auffassung durchgesetzt, dass vor allem überängstliche, seelisch überforderte oder in der Kindheit traumatisierte Frauen neben Kopfschmerz als Folge von körperlicher und geistiger Unbeweglichkeit die Ärzteschaft mit einer Vielzahl von Schmerzsymptomen konfrontierten. Das nährte die sexistisch gesteuerte Auffassung, es handle sich bei Fibromyalgie um eine Verarbeitungsstörung im Gehirn, und fast immer ist sie weiblich.

Eine Ohrfeige für Millionen leidende und unverstandene Frauen und Männer!

Jetzt lenkten die zwei Oberärztinnen an der Universitätsklinik Würzburg die Blicke weg vom Gehirn hin zu einer unattraktiven Hautstelle zehn Zentimeter außen oberhalb des Knöchels. Sie wurde bewusst gewählt.

Die Haut verschiedener Körperpartien ist sehr unterschiedlich mit feinsten Nervenfasern ausgestattet, mit einer Abnahme von oben nach unten, beziehungsweise von hinten nach vorne. Der Rumpf ist in diesem Sinne feinnerviger als unsere Oberschenkel, und noch weniger sensibel ist die Haut außen über den Knöcheln. Besonders viele Feinnerven enthält die Haut an jenen Stellen entlang des Rückgrats, wo paarweise die zwei Dutzend Nervenverbindungen austreten.

Für die Studie ausgewählt wurden 25 Frauen und Männer mit Fibromyalgie und zehn Testpersonen mit schwerer Depression. Abgesehen von den Schmerzen waren ihre Beschwerden ziemlich übereinstimmend. Weitere 35 gesunde Personen dienten als Kontrollgruppe.

Die Forscherinnen wendeten drei Messmethoden an. Alle betrafen den Zustand von kleinkalibrigen sensiblen Minifasern, die in der Unterhaut enden. Mit der quantitativen Empfindlichkeitsmessung wird die Schmerzschwelle der Fasern ermittelt. Bei der Schmerzauslösung wird die elektrische Erregbarkeit der Fasern festgestellt. Unter dem Mikroskop wird eine durch Stanzbiopsie entnommene Hautstelle begutachtet.

Das Ergebnis war eindeutig. Alle drei Diagnoseverfahren deckten nur bei den Patienten mit Fibromyalgie Hinweise auf Schädigungen der Nervenfasern und auf eine Einschränkung ihrer wichtigen Leistungsfähigkeit auf. Auf Temperaturreize reagierten sie weniger empfindlich. Die Schmerzauslösung im Gesicht, an den Händen und Füßen gelang ebenfalls nur eingeschränkt. Besonders aufschlussreich war die morphologische Hautuntersuchung. Die herausgestanzten Hautpartien wiesen eindeutig weniger Nervenfasern auf als jedes Vergleichsgewebe. Der Unterschied zu den Hautproben der Depressionspatienten war eindeutig – wie Luftaufnahmen derselben Gegend mit mäandernden Flussläufen bei großer Trockenheit einerseits und in der Zeit der Schneeschmelze andrerseits. Dementsprechend fiel das Urteil der beiden Ärztinnen aus: „Wir haben nachgewiesen, dass die Schmerzen von Patienten mit Fibromyalgie als Nervenschmerzen eingestuft werden können, die Folge einer Schädigung oder Erkrankung in Verbindung mit dem Nervensystem sind. Zum ersten Mal haben jetzt Mediziner ein klares messbares Kriterium bei der Diagnose von Fibromyalgie zur Verfügung. Auch während wir noch nicht wissen können, warum diese feinkalibrigen Fasern geschädigt sind, könnte unser Ergebnis zu einer neuen Definition der Fibromyalgiesyndroms als Krankheit dienen."

Sowohl die gesunden Vergleichspersonen wie die Patienten nur mit Depression hatten diese Schädigungen nicht. ❖

Entdeckung im Auge

Die neuen Erkenntnisse machten klar: Die rätselhafte Fibromyalgie spielt sich nicht im Kopf ab. Sie ist ein Leiden auf Grund von sichtbaren Defekten. Komponenten des Nervensystems sind vermutlich die ersten Opfer.

Im Dezember 2015 bestätigten Wissenschaftler an der Leiden University, in Leiden, Niederlande, an 39 Patienten mit den typischen rätselhaften Schmerzen und anderen Symptome von Fibromyalgie diesen Befund, diesmal im Auge. Die Betroffenen waren im mittleren Durchschnitt 15 Jahre krank, die mit 19 Jahren Jüngste seit zwei Jahren, die mit 58 Jahren Älteste seit 37 Jahren.

Wieder ging es um Schädigungen der feinsten Nervenfasern. Sie befinden sich überall im Körper in der Unterhaut. Das gilt sogar für den Augapfel. Forscher untersuchten an 36 Frauen und drei Männern die Beschaffenheit der Hornhaut mikroskopisch. Bei 51 Prozent der Kandidaten wurde eindeutig festgestellt, dass ihre Hornhaut unterdurchschnittlich stark mit feinkalibrigen Nervenfasern durchzogen war. In einer gesunden Kontrollgruppe sahen sie rund 20 Prozent mehr Feinnerven.

Im März 2016 wiederholten Wissenschaftler der gleichen Universität diese Augenuntersuchung mit einem mikroskopischen Messgerät. Wieder entdeckten sie bei 51 Prozent der Patienten Beschädigungen an den Nervenfasern der Hornhaut. Bei 44 Prozent waren die feinsten Nervenverbindungen erkennbar verkürzt oder verkümmert.

Eine Netzhaut aus dünneren Gewebeschichten bei Gesunden gilt seit einer Studie aus Toronto, Kanada, im Juli 2016 als ein Hinweis auf abnehmende kognitive Leistung. Nur drei Jahre nach einer solchen Diagnose lieferten die Kandidaten überraschend schlechte Ergebnisse beim Testen ihrer mentalen Fähigkeiten.

Gehirnregionen und Augen sind durch Nervensysteme aufs engste verknüpft. Das Auge eignet sich laut einem Bericht in der Fachzeitschrift „Alzheimer's Disease Brain and Mental Performance Diagnostics" im Juli 2016 zur Früherkennung von Alzheimer: Mäuse mit dieser Krankheit wiesen auffällige Veränderungen in der Netzhaut weit vor dem Verlust mentaler Fähigkeiten auf.

Nach ihrer Veröffentlichung zur Faserkrankheit, small fibre pathology, erlebten übrigens die Forscherinnen in Würzburg eine Überraschung. Sie hatten ihre Beobachtung als Schädigung dieser äußerst wichtigen Nervenfasern klassifiziert. Da es im menschlichen Körper diese Fasern millionenfach gibt, lieferten sie damit auch eine Erklärung für das am wenigsten Erklärbare in der Fibromyalgie: Dass ihre Schmerzen ohne erkennbares Muster wie willkürlich auftreten und verschwinden, und zwar immer wieder in einem anderen Segment des Körpers.

Viele wissenschaftliche Kommentatoren machten aus dem körperlichen Defekt in bestimmten Nervenstrukturen kurzsichtig ein Fasernervenleiden, small fibre neuropathy, eine neuropathologische Erkrankung mit Auswirkung auf diese Minifasern. Neuropathie bezeichnet ganz klar eine Untergruppe von Nervenproblemen, die sich jedoch anders darstellen als die Folgen von beschädigten Nervenzellen im Krankheitsbild der Fibromyalgie. Betroffene berichten von äußerlichem brennenden Schmerz, konzentriert in Zehen und Füßen, oft auch in Fingern, Händen, Nase und im Kinn. Alkoholiker beispielsweise leiden in der Regel unter einer derartigen Neuropathie, schon wegen Vitaminmangels.

Patienten mit Fibromyalgie hingegen leiden unter tiefen, generell weitflächigen Schmerzen im muskuloskelettalen System, im Stützapparat und Bewegungsapparat, regelmäßig begleitet von zahlreichen zusätzlichen Symptomen wie Schlafstörung, Ermattung oder Reizdarm.

Das war in den Augen der beiden Wissenschaftlerinnen allerdings eine unakzeptable Verengung ihrer Entdekkung. Jetzt drohte eine Fokussierung der Schulmedizin auf ein sehr enges therapeutisches Fenster.

Beschädigte, zerstörte und verschwundene Nervenellen sind eine andere Dimensio als irritierte Nerven. Von besonderer Bedeutung ist ein derartiger und vielleicht irreparabler Schaden im engen Zusammenwirken mit den komplexen Netzwerken aus Drüsen und Hormonen.

Der Bagatellisierung traten sie in einer Widerrede im selben Journal „Brain" am 31. Mai 2013 entschieden entgegen. Darin stellten die Wissenschaftlerinnen klar, dass sie bei Patienten mit Fibromyalgie nicht eine „small fibre neuropathy" entdeckten, sondern eine „small fibre pathology".

Dr. Nurcan Üçeyler und Dr. Claudia Sommer betonten weiter: Es ist hochinteressant, dass von Patienten mit Fibromyalgie wiederholt solche Symptome genannt werden, die durch Schädigungen der Leistungen der haarfeinen Fasern erklärt werden können. Diese und weitere offensichtliche Differenzen unterstreichen, dass eine Faserkrankheit und ein Fasernervenleiden aus verschiedenen Prozessen im Hintergrund herrühren.

Konnten sie die Wissenschaftler damit endgültig von ihrer Sicht der Problematik überzeugen? Immerhin hatten sie den allerersten Beweis für reale Spuren dieser Krankheit gefunden.

Wohl nicht ganz.

Am 31. Juli 2013 hielt das „Deutsche Ärzteblatt" es zwar für möglich, dass „wenigstens in einem Teil der Fälle" die Fibromyalgie durch eine Schädigung kleinkalibriger schmerzleitender Nervenfasern in der Haut ausgelöst werden kann. Die Zeitung sprach jedoch unbeirrt von Small-Fiber-Neuropathie. Der Begriff Faser wird je nach englischer oder amerikanischer Quelle mit fibre oder fiber übersetzt.

Im Mai 2014 wurde die Privatdozentin Dr. Nurcan Üçeyler schließlich doch von kompetenter Stelle mit dem Wissenschaftspreis der Sertüner Gesellschaft Einbeck e.V. geehrt. Diese Vereinigung befasst sich mit Grenzgebieten der Schmerzmedizin und erinnert mit ihrem Namen an den Paderborner Apotheker Friedrich Wilhelm Adam Sertürner. Er hat Anfang des 19. Jahrhunderts das Morphium entdeckt. ❖

Geschädigte Nerven, gestörte Hormone

Im Nervensystem auftretende Schädigungen sind belastend genug. Doch sie dürfen nicht den Blick auf eine weit größere Dimension verstellen. Eng mit dem neuronalen Netzwerk ist das endokrine System verknüpft, das System der Hormone. Bestimmte Substanzen haben sogar eine Doppelrolle in beiden Netzwerken. Als Neurotransmitter bezeichnete Botenstoffe informieren sie Neuronen und als Hormone steuern die gleichen Moleküle Fernwirkungen in den Organen.

Mit Hilfe dieser chemischen Regulierungsstoffe des Körpers werden wichtige Funktionen wie Stoffwechsel, Gewebereparatur, Entwicklung, Schlaf und Stimmung geregelt, ebenso die Art und Weise, wie Organe arbeiten und regenerieren. Ganz wichtig: Auch die Einstufung von Schmerzen und angemessene Reaktionen darauf brauchen Hormone als Dienstleister. Die einzelnen Komponenten einschließlich Hirnanhangdrüse, Schilddrüse, Nebennieren, Bauchspeicheldrüse, Eierstöcke und Hoden entlassen sorgsam dosierte winzige Mengen ihrer Informationsstoffe in den Blutstrom. In ihm werden sie zu verschiedenen Bereichen des Körpers transportiert. Jeder Eingriff von außen in diese Feinabstimmung darf als ein Spiel mit dem Feuer beschrieben werden.

Wenn die eine Gruppe, die Nervensysteme, durch unbekannte Faktoren gestört oder beschädigt wird, droht der anderen Gruppe, dem Hormonprinzip, aus dem gleichen Grund ebenfalls ein Schaden. Das macht die Erkenntnisse der Wissenschaftlerinnen aus Würzburg so weitreichend. Wo Nerven überstrapaziert oder zerstört werden, dort wird auch die Balance der Hormone ausgehebelt.

Darüber hinaus sind hormonelle Überproduktionen oder Unterproduktionen verantwortlich für weit verbreitete und chronische Erkrankungen. Auf viele reagiert die Krankheitsabwehr des Körpers mit diffusen Schmerzen und mit entzündlichen Prozessen wie in der Fibromyalgie auch. ❖

Unsichtbares sichtbar machen

Die Entdeckung von Schäden an winzigsten Fasern als Komponenten des Nervensystems ist die erste bekannt gewordene Auffälligkeit in der Struktur von Zellen betroffener Menschen. Niemals zuvor konnte die Krankheit Fibromyalgie gesehen werden. Bis dahin konnten die Beschwerden von Patienten nur geschildert werden, und deren Beschreibungen wurden von ihren Ärztinnen und Ärzten mehr oder weniger geglaubt – häufig weniger.

Die feinkalibrigen Fasern beteiligen sich mit wichtigen Funktionen an Prozessen im ganzen Körper. Allein schon der Nachweis ihrer Beschädigung liefert mehrere Ansatzpunkte, Patienten mit Fibromyalgie konkret an dieser Stelle zu helfen. Doch das wäre erst der Anfang. Die Fasern können vielleicht speziell gefestigt werden. Sie können vor schädlichen Effekten geschützt werden. Eine derartige Beschädigung kann im Idealfall rückgängig gemacht werden. Die Umstände, die zu diesem Schaden führen, können von vorneherein abgewendet werden.

Auch über das Wie dieser Schritte besteht Klarheit.

Das sind Optionen:

- Phytamine zuführen: Auch die small fibres benötigen spezielle Wirksubstanzen. Sollte ein Mangelzustand an bestimmten Mirkro nährstoffen bestehen, kann er ausgeglichen werden.
- Erregungsstoffe eliminieren: Die sensiblen kleinkalibrigen Nervenfasern werden durch eine große Zahl von chemischen Stoffen sehr stark angeregt – man spricht vom Feuern. Diese maßlose Inanspruchnahme kann sie bis zu ihrer Zerstörung überfordern. Die hauptsächlichen Risikosubstanzen sind bekannt. Sie sind in fast allen Fertignahrungsmitteln und in vielen verschreibungspflichtigen Medikamenten enthalten und können vermieden werden.
- Vorerkrankungen vermeiden: Die Wissenschaftlerinnen Dr. Nurcan Üçeyler und Dr. Claudia Sommer erkannten, dass Beschädigungen an den small fibres auch als Folge chronischer Erkrankungen auftreten, etwa durch einen permanent entgleisten Blutzuckerspiegel. Wer solche Belastungen ausklammert, leistet rechtzeitig einen wichtigen Beitrag zur Stabilität seiner Nerven fasern. Auch hier haben Mikronährstoffe ihre Funktion.
- Neurotransmitter unterstützen: Besondere Biostoffe sind maßgeblich an der Übertragung der Nervenimpulse beteiligt. Sie sind auch fähig, im Bruchteil eines Augenblicks die Aktivierung einer Nervenzelle wieder zu stoppen. Auf diese Weise sorgen sie für die notwendige Erholungsphase eines Neurons. Dieser Schutzmechanis-

mus ist ganz natürlich vorhanden, wird jedoch durch toxische Stoffe ausgehebelt. Bestimmte chemische Wirkstoffe zum Beispiel in Medikamenten hemmen die körpereigenen Ruhestifter im Nervensystem und ohne sie entsteht ein gefährlicher mentaler Dauerstress. Davor schützen ausgewählte Vitamine und andere Mikronährstoffe.

- Gewebe besser durchbluten: Irritierte Nervenleitungen häufen sich neben den Wirbelknochen des Rückgrats genau dort, wo an zwei Dutzend Stellen die Spinalnerven paarig aus dem Rückenmark austreten. Durch Verschleiß wird die Durchblutung dort vorgesehener Mikrogefäße gehemmt, und es bilden sich große und vagabundierende Schmerzen. Die Zufuhr einer Lösung mit Kochsalz, Natriumchlorid, per Injektion stellt die Funktionsfähigkeit der Nerven wieder her. Das chemische Element Natrium aktiviert Nervenzellen auch in den Gefäßwänden und stimuliert elektrisch die Blutzirkulation.

Gestärkte Nerven sind bessere Partner der Hormone.

Das Phytaminkonzept gegen die Fibromyalgie verbessert die Selbstheilungskräfte und ist die wichtigste Säule der Präventionsmedizin. Kein seriöser Mediziner wird irgendeine dieser Möglichkeiten mit einem festen Heilungsversprechen verbinden. Es besteht jedoch Hoffnung, dass künftige Forschung diese neuen Felder miteinbezieht und weiter dazu beiträgt, das Rätsel Fibromyalgie zu dechiffrieren.

Jede dieser Optionen bringt einem gestressten Körper mehr als nur die Einnahme von Medikamenten. ❖

Statistik

Eine Umfrage in Deutschland ergab kürzlich diese Momentaufnahme:

- Leben mit der Krankheit Fibromyalgie: 9,78 Jahre,
- Verteilung auf die Geschlechter: Frauen 95 Prozent, Männer fünf,
- am stärksten betroffene Altersgruppe: 40 bis 49 Jahre, danach 50 bis 59 Jahre,
- Zustand schlimmer als vor einem Jahr: 55 Prozent,
- Antidepressive: 62 Prozent,
- Nahrungsergänzung mit Vitamin B12. 29 Prozent.

In insgesamt zehn Studien waren bis zu 3,5 Prozent der Bevölkerung in Deutschland an der Fibromyalgie erkrankt. Bei Frauen erreichte die Verbreitung bis zu 4,9 Prozent, bei Männern bis zu 1,6 Prozent. Die meisten Schätzungen gehen von mehr als zwei Millionen Erkrankten aus.

Eine Fibromyalgie kann schon bei Kindern, älteren Schulkindern und Jugendlichen auftreten. Auch in dieser

Lebensphase sind Mädchen häufiger betroffen. In aller Regel ist es jedoch eine Krankheit der Lebensmitte, bei weiblichen Patienten mit einem Höhepunkt vor und nach den Wechseljahren. Von Frauen zwischen 35 und 74 Jahren waren 5,5 Prozent daran erkrankt, während in einer Erwachsenenstichprobe 8,8 Prozent generell über starke Schmerzen in mehreren Körperregionen beklagten.

Nicht nur die vagabundierenden Schmerzempfindungen müssen über einen Zeitraum von mindestens drei Monaten erfolgen, auch Steifigkeitsgefühl in den Gliedmaßen, Schwellungen der Hände, der Füße und im Gesicht, Kopfschmerz, Ängste, Müdigkeit, Erschöpfung, Konzentrationsschwäche und Schlafprobleme. Häufig besteht die schmerzhafte Überempfindlichkeit auch gegenüber Geräuschen, Gerüchen und leichten Berührungen, die früher nicht als schmerzend empfunden wurden. Auch eine Medikamentenunverträglichkeit, ein Harnhaltestörung ein Burn-out und generelles Missempfinden wären typisch. Alle diese Belastungen werden häufig erschwert, weil die Krankheit Fibromyalgie vom sozialen Umfeld nicht so akzeptiert wird wie Herzinfarkt oder Krebs. Menschen mit Fibromyalgie droht ein niedrigeres Selbstwertgefühl.

Fünf Jahre nach Beginn der Erkrankung ist jeder zweite Betroffene arbeitsunfähig.

Krankschreibungen wegen psychischer Leiden und wegen Muskel-Skelett-Erkrankungen erreichten im ersten Halbjahr 2016 einen Höhepunkt. Insgesamt waren schon in den ersten sechs Monaten 37 Prozent aller Beschäftigten mindestens einmal krankgeschrieben, für durchschnittlich 12,3 Tage, meldet eine Analyse von DAK-Gesundheit. Muskel-Skelett-Schmerzen stehen an erster Stelle und mentale Probleme liefern mit 16 Prozent Anteil den dritthäufigsten Grund für einen Krankenstand.

Wissenschaftliche Fachgesellschaften und Berufsverbände empfehlen in einer Leitlinie „Definition, Pathophysiologie, Diagnostik und Therapie des Fibromyalgiesyndroms" die Bezeichnung Fibromyalgiesyndrom wegen des Kontinuumns der Beschwerden. In der Leitlinie werden etwa vierzig ergänzende Therapieverfahren klassifiziert, von Akupunktur über Chirotherapie bis zur Magnetfeldbehandlung, mit starker Empfehlung, Empfehlung, stark negativer Empfehlung, beziehungsweise „keine positive oder negative Empfehlung möglich".*

Die Schulmedizin verweist Betroffene an die Hausärztin oder den Hausarzt als wichtigste Ansprechpartner und als Lotsen zu umfassenden Diagnoseuntersuchungen, vor allem

---

***(Quelle: www.awmf.org/uploads/tx_szleitlinien/041-004l_S3_Fibromyalgiesyndrom_2012-04_01.pdf).**

wegen der nacheinander erfolgenden Maßnahmen.

Wenn sich ein Verdacht bestätigt, sind eine Ärztin oder ein Arzt mit einer Zusatzausbildung für das Hormonsystem, die Endokrinologie, und für spezielle Schmerzbehandlung die richtigen Ansprechpartner.

Auf Medikamente allein sollte sich niemand verlassen.

Die amerikanische Medikamentenkontrollbehörde U. S. Food and Drug Administration, FDA, in Silver Spring, U.S.A. hat als Vorreiter in der westlichen Welt drei Gruppen verschiedener verschreibungspflichtiger Arzneien zur Behandlung der Fibromyalgie zugelassen: Antikonvulsiva, Medikamente gegen Angststörungen und Antidepressiva. Einer dieser Gruppen wurde in Europa wegen unwesentlicher Wirkung und fehlender Langzeiterfahrung die Zulassung verweigert. Sie waren ursprünglich für die Therapie von Depression, neuropathischem Schmerz, Harninkontinenz und Krampfanfällen entwickelt worden. Jetzt werden sie auch gegen Gelenksschmerzen, Nervenschmerzen und Muskelschmerzen eingesetzt. Die darin enthaltenen Substanzen können schwere Nebenwirkungen wie Gewichtszunahme, Schwindel, Schlafstörung, Bluthochdruck und Verlust des sexuellen Antriebs haben.

Im August 2016 wurden durch ein Testergebnis die Hoffnungen zerstört, dass diese Erwachsenenmedikamente auch Heranwachsenden empfohlen werden sollten. Bei Teenagern zwischen zwölf und 17 Jahren aus den U.S.A, Indien, Taiwan und Tschechien blieben die Ergebnisse in Bezug auf Schmerzreduzierung, körperliche Verfassung und psychosozialem Befinden hinter den Erwartungen zurück. ❖

Irrweg der Diagnosen

Falls das christliche Alte Testament und das jüdische Tanach tatsächlich den rechtschaffenen, redlichen und gottesfürchtigen Mann namens Hiob oder Ijob als ersten Patienten mit Fibromyalgie schildern, so stellt sich dessen Leiden wahrlich als eine fürchterliche Prüfung dar. Schon vor dieser Beschreibung wurde dieses rätselhafte Schmerzgeschehen von dem im fünften Jahrhundert vor Christus durch Griechenland reisenden Arzt Hippokrates als Gicht und in den Lehrbüchern der altindischen Medizin Ayurveda als rheumatische Arthritis eingestuft.

In den folgenden Jahrhunderten wurden Muskelkrämpfe, Nervenfunktionsstörungen und Muskelschwielen als mögliche Erklärungen genannt, bis sich die Mehrzahl der Mediziner auf Entzündungsprozesse einigte. Vermutet wurden schließlich vage Schmerzen durch Schwellungen im Gewebe.

Sichtbare Beweise gab es nicht, dennoch hatte das zur Folge, dass diese Symptome wie eine Entzündung als Fibrositis bezeichnet wurden. Parallel dazu glaubte 1880 ein amerikanischer Nervenarzt, dass diese Probleme seelische Ursachen haben. Als Erklärung musste damals bereits ein zunehmend stressiges und Angst machendes modernes Leben herhalten.

Nach dem Zweiten Weltkrieg wurde die Diagnose Fibrositis sehr häufig bei verwundeten Soldaten gestellt, oft gemeinsam mit Depression und anderen psychologischen Kriegsfolgen. Deshalb setzte sich mehr und mehr die Einstufung als psychisch verursachter Rheumatismus oder als insgesamt unabhängig von körperlicher Erkrankung auftretende Symptome ein – vielleicht gar durch Einbildung. Denn es zeigten sich keine auffälligen Befunde. Nirgendwo traten Abweichungen von Normwerten auf, weder im Blut, noch bei Laborbefunden für die Leber oder die Nieren. ❖

Tender Points, Trigger Points

Bei näherer Betrachtung wurde im weiteren Verlauf ein zentrales Erkennungszeichen entdeckt, die sogenannten Tender Points. Es sind insgesamt 18 empfindliche Stellen an jeweils neun Punkten auf beiden Körperhälften. Sie schmerzen, wenn sie mit einem Druck von mindestens vier Kilo belastet werden. Schmerzen in wenigstens elf dieser Punkte waren lange Zeit Voraussetzung für die Diagnose von Fibromyalgie.

In Deutschland meldeten Patienten mit Fibromyalgie Beschwerden in dieser Reihenfolge: Muskelschmerzen, Morgensteifheit, Schlafstörung, schlechte Konzentration, Antriebslosigkeit, Vergesslichkeit, fehlende Produktivität. In den U.S.A. ermittelte die National Fibromyalgia Association diese Symptome: Morgensteifheit, Müdigkeit, Schlafstörung, Schmerzen, Vergesslichkeit, schlechte Konzentration, Einschlafschwierigkeit, Muskelkrämpfe, Angst und Depression.

Manche Patienten mit Fibromyalgie wiesen zusätzlich empfindliche Trigger Points auf. Myofasziale Triggerpunkte, wie sie korrekt heißen, stehen in Verbindung nur mit Muskelschmerzen. Diesbezüglich sind die wissenschaftlichen Daten nicht so umfangreich, weshalb es oft Missverständnisse gibt. Häufig sitzen sie entlang von straffen und gestressten Hautbündeln rund um Muskelbänder oder Sehnen. Auch Knoten können ertastet werden. Schon eine geringe Berührung triggert an anderer Stelle ein Schmerzempfinden.

Diese Körperpunkte mit sehr hoher Schmerzempfindlichkeit waren fast ausschließlich Frauensache. Auch deshalb galt ab 1968 das Fibromyalgiesyndrom zunehmend als ein unbegreifliches Leiden seelisch überforderter Freuen, und diese Einschätzung bedeutete schließlich das Aus für jede These einer körperlich erklärbaren Erkrankung. In dieser Phase wurden viele Patientinnen wurden einfach weggeschickt – was sie hatten, gab es in den Augen ihrer Ärztinnen und Ärzte nicht, war keine Krankheit.

1976 wurden auch Schwellungen als Schmerzverursacher ausgeschlossen. Jetzt endlich wurde die Bezeichnung Fibromyalgie gewählt. Der Namen setzt sich aus lateinischen und griechischen Wörtern zusammen, fibra für faserreiches derbes Bindegewebe, myos für Muskel und algos für Schmerz.

Bei stärker engagierten Medizinern schwankte bis in unsere Zeit die Einschätzung zwischen Erkrankungen entweder direkt von Gelenken oder von Muskeln und Bindegewebe. Voraussetzung waren dauerhafte, unerklärliche Schmerzen ohne sichtbare Ursachen, abwechselnd und hintereinander in allen Körperquadranten. Wenn nur einzelne Bereiche isoliert schmerzten, wie etwa Schultern, Nakken, war das strikt ein Ausschlussgrund für Fibromyalgie.

Seitdem das Konzept der Tender Points nicht mehr als Erklärung taugt, öffnete sich die Diagnose Fibromyalgie auch für Menschen ohne diese auf kleinste Stellen konzentrierte Schmerzempfindlichkeit. Dadurch wurden mehr Patienten damit diagnostiziert. Plötzlich stieg vor allem der Anteil leidender Männer.

Fibromyalgie ist laut der Fachzeitschrift „Journal of Musculoskeletal Pain„ möglicherweise die häufigste rheumatische Erkrankung. Betroffen sind bis zu sechs Prozent Frauen, die meisten älter als 45 Jahre, und bis zu zwei Prozent Männer in einer Bevölkerung, von denen jeweils die Hälfte überlappend auch an der Erschöpfungskrankheit Chronic Fatigue Syndrome leidet. In den U.S.A. werden Symptome der Fibromyalgie mit dem Gulf War Syndrom bei Militärangehörigen verglichen. ❖

Schmerzlinderung

Die Richtlinien der Weltgesundheitsorganisation WHO schreiben Maßnahmen in drei Stufen vor: Stufe 1 schmerzlindernde und entzündungshemmende Präparate, etwa Antirheumatika, Stufe 2 mit schwachen Opioiden die Hemmung der Schmerzweiterleitung an das Gehirn, das Vorbeugen der Entwicklung eines Schmerzgedächtnisses, Stufe 3 starke Opioide. ❖

Ärztemarathon

Die Fibromyalgie wird als eine Schmerzkrankheit mit einer großen Zahl an möglichen weiteren begleitenden Symptomen in allen vier Körperquadranten gesehen. Dazu gehören unerklärlich springender Kopfschmerz, Muskelschmerz, Müdigkeit, Erschöpfung, geringe Belastbarkeit, Schilddrüsenunterfunktion, Reizdarm, Depression, Schlafstörung und kognitive Beeinträchtigungen.

Bei keinem Symptom ist ein hormonaler Einfluss aus dem endokrinen System auszuschließen. Allein ein Mangel an Schilddrüsenhormonen kann sich in mehr als einem Dutzend Beschwerden zeigen, von Herz-Kreislauf-Problemen bis Verstopfung. Auch diese Störungen werden häufiger bei Frauen als bei Männern festgestellt.

Betrachtet man nur die letzte Gruppe, Verlust von intellektuellen Fähigkeiten, eröffnet sich eine Fülle von Problemen, etwa Schwierigkeiten beim Denken und Erinnern, unbegründete Zweifel, Wahrnehmungsprobleme, Defizite beim Nacherzählen, beim Rechnen und beim Konzentrieren generell. Dafür nicht in erster Linie mentale Erklärungen zu suchen, fiel den meisten Ärztinnen und Ärzten schwer.

Von Fibromyalgie wird erst gesprochen, wenn die typischen Symptome wenigstens drei Monate anhalten und alle auf der Basis der Patientenaussagen nicht durch ein anderes Krankheitsbild, beziehungsweise nicht durch einen kennzeichnenden Laborwert erklärt werden können. In aller Regel deckt auch die penibelste Untersuchung kein krankhaft verändertes Merkmal auf. Kein Krankheitsauslöser, kein pathologischer Mechanismus - das war lange Zeit Schuld an der Tatsache, dass die Fibromyalgie nicht als eigene Krankheit anerkannt war. Ein Ärztemarathon durch bis zu 15 Arztpraxen war und ist bis heute keine Seltenheit. Viele Betroffene wurden nicht Ernst genommen oder als depressiv diagnostiziert. Tatsächlich zeigen viele auch Symptome schwerer Niedergeschlagenheit, aber diese Befindlichkeitsstörungen können durch jahrelange Schmerzen entstanden sein.

Wegen Bagatellisierung oder Fehldiagnosen vergingen oft Jahre, frustrierend für Patienten wie Ärztinnen und Ärzte, ohne zielgerichtete Behandlung.

Sehr lange wurde daran festgehalten, dass es für alle Schmerzen unabhängig von ihrem weitverbreiteten und wechselhaften Auftreten im Organismus eine zentrale Problemstelle gibt, etwa innerhalb des Zentralen Nervensystems. Vermutet wurden in der Abwesenheit von Gewebeschäden vage psychogene Schmerzen, also von seelischem Kummer verursacht, erhöht oder verlängert. Dafür steht die Bezeichnung Psychalgie.

Das rückt die Frage in den Mittelpunkt: Welche Substanzen, welche Prozesse sind fähig, sowohl Nervenzellen zu zerstören, als auch die hormonale Bilanz auszuhebeln?

Einer Klassizifierung als Psychalgie widerspricht energisch der in der Schweiz praktizierende Mediziner Professor Dr. Dr. Johann A Bauer. Er möchte Fibromyalgieopfer davor bewahren, dass ihre Beschwerden zentral auf emotionale und psychosoziale Belastungen zurückgeführt werden.

Einem der Autoren dieses Buches erläuterte er bereits vor fast 20 Jahren seine persönliche Erklärung der Fibromyalgie ebenso wie seine These, wie sie zu behandeln ist: mit chirurgischer Quadrantenschmerzintervention durch periphere Nervenchirurgie. Er sieht in 18 Akupunkturpunkten der chinesischen Medizin Parallelen zu den Tender Points. Sie liegen entlang wichtiger feinstofflicher Bahnen im menschlichen Körper, den Meridianen. Diese Signallinien stehen in Verbindung zum Dickdarm, zur Gallenblase, zur Lunge und zur Niere. Unterschiedliche Schmerzempfindungen reichen vom tiefsitzenden Rückenabschnitt bis zum Nacken und in den Hinterkopf, maskieren sich wie Herzschmerzen, konzentrieren sich in den Schultern oder in Handballen und entstehen nahe der Knöchel und ziehen hoch bis in die Leistengegend. Nach Auffassung von Dr. Dr. Johann Bauer sind die sehr sensiblen Akupunkturpunkte winzige Löcher und Lücken, aus denen Gefäße und Nervenbündel zur Versorgung der Unterhaut austreten. Diese Öffnungen können verkleben, die dünnen Bündelchen können ankleben, und diese Behinderungen lösen Schmerzen aus. Die Störungen können ertastet und mit geringem operativen Aufwand befreit werden, glaubt Dr. Dr. Johann Bauer.

Seine Erklärung basiert auf Erkenntnissen aus der chinesischen Akupunktur-Medizin.

Im „Deutschen Ärzteblatt" wurde diese Therapie 2000 als fantasiebegabte Erklärungsmöglichkeit abgelehnt, und Kollegen sprachen von reinen Placeboeffekten bei schmerzbefreiten operierten Patienten. ❖

Serotoninmangel und Schmerzgedächtnis

Für Patientinnen und Patienten mit Fibromyalgie muss es heute schmerzlich sein zu lesen, was schon 1998 in der Fachzeitschrift für ergänzende und alternative Heilverfahren „Alternative Medicine Review" über die pflanzliche Substanz mit der Bezeichnung 5-Hydroxytryptophan geschrieben wurde: Dass sie sich bei Fibromyalgie in drei strengen Studien als Alternative zu Medikamenten mit schweren Nebenwirkungen bewährt hat.*

Dieser Pflanzenstoff, abgekürzt 5-HTP, erhöht den Spiegel von Serotonin. Wir nennen diese chemische Substanz Glückhormon, denn sie hat wichtige Funktionen im Gehirn. Dabei befinden sich im Kopf nur fünf bis zehn Prozent dieses Botenstoffes. Den großen Rest beanspruchen alle übrigen Organe für sich.

Genau dieses Serotonin ist bei Menschen mit Fibromyalgie nur in geringer Menge nachweisbar.

Das ist schicksalshaft. Im Zentralen Nervensystem ist Serotonin nämlich die Schlüsselsubstanz für Entspanntheit, für optimistisches Denken und für ein möglichst reales Beurteilen von Schmerzsignalen bis zur Schmerzfreiheit.

Für den zuletzt genannten Zustand besitzen wir das antinozizeptive System. In dieser zungenbrecherischen Bezeichnung steckt der lateinische Begriff noxa für Schmerz, Schaden, gekoppelt mit der Silbe anti. Es ist ein Netzwerk aus unterschiedlichen Hemmungssystemen zur Unterdrückung von Schmerzwahrnehmung. Die wichtigsten Substanzen sind: Serotonin, Noradrenalin, GABA und Opiate, körpereigene Betäubungsstoffe.

Das antinozizeptive System ist ständig aktiv. Es bestimmt in jedem Augenblick individuell, ob unsere Sinne Schmerz empfinden. Bei abnehmender Wirksamkeit der hemmenden Substanzen werden Schmerzwahrnehmungen verstärkt, vermehrt und wiederholt. Es kommt schließlich zur verhängnisvollen Chronifizierung von Schmerzen.

In Bezug auf die Fibromyalgie interessieren vor allem diese Eigenschaften von Serotonin als Neurotransmitter. Fehlt den grauen Zellen und den übrigen Gehirngeweben diese nötige Dosis Serotonin, droht eine Reihe von Symptomen wie Unruhe, Angst, Schlaflosigkeit, Schmerz, Depression und eine Tendenz zur negativen Lebenseinstellung. Daneben steuert dieser Botenstoff sehr wichtige Fähigkeiten wie Koordination der Bewegungen, geistige Konzentration und die Beherrschung von biologischen oder angeborenen Reaktionen des Organismus

***(Quelle: „5-Hydroxytryptophan: a clinically-effective serotonin precurser", Autor: Dr. Timothy C Birdsall).**

auf eine Reizung seines Nervensystems.

Durch die einfache Zufuhr der pflanzlichen Aminosäure 5-HTP können die Erzeugung von Serotonin und die Bereitstellung im Gehirn verbessert werden. Das behebt jedoch noch nicht die Ursachen eines niedrigen Spiegels.

Der Blick auf mögliche Faktoren eines solchen Mangels zeigt, dass Voraussetzungen eines Serotonindefizites nicht im Kopf entstehen, sondern im restlichen Körper, in der so genannten Peripherie. Durch Störungen in den dort von Serotonin beherrschten Prozessen. Dieses Aktionspaket wird mit dem hinzugefügten griechischen Wortteil erg für Tat, Arbeit als serotonerges System bezeichnet. ❖

Getrennte Systeme für Gehirn und Körper

Wie jede lebenswichtige Substanz muss auch das Hormon Serotonin mit der Nahrung zugeführt, im Körper gebildet oder aus Nahrungsbestandteilen, meistens Aminosäuren, zusammengesetzt werden.

Der Körper produziert den allergrößten Teil an Serotonin im Magen-Darm-Trakt. Eine ganze Reihe von Nahrungsmitteln enthält die dafür notwendige Aminosäure L-Tryptophan. Sie wird im Verdauungsbereich und in der Leber durch ein Enzym in die Aminosäure 5-Hydroxytryptophan, abgekürzt 5-HTP, umgewandelt. Daraus entsteht in einem weiteren Schritt Serotonin mit Hormoneigenschaften. In Kurzfassung: Tryptophan ... 5-Hydroxytryptophan ... Serotonin.

Im gesamten Körper mit Ausnahme der meisten Gehirnareale wird das Endprodukt Serotonin in Blutplättchen zu verschiedenen Organen transportiert. Die griechisch-lateinische Silbe tonus in Serotonin heißt Spannung, und in der Tat reguliert Serotonin die Verfassung der kleinen Blutgefäße und damit die Blutversorgung. Für die Erneuerung von Leberzellen, für die Herztätigkeit und für den Verdauungstrakt ist Serotonin ebenfalls unverzichtbar, und sein Mangel im Körper äußert sich als Reizdarm oder als Schmerz im Muskel des Herzens und anderer Muskeln.

5-HTP, das Ausgangsprodukt für die Produktion von Serotonin, hat enorm günstige Eigenschaften. Diese Moleküle können im Verdauungstrakt aus dem Tryptophan der Nahrung extrem leicht absorbiert werden, und selbst die direkte Zufuhr als Nahrungsergänzungspräparat funktiert: Rund 70 Prozent der eingenommenen Dosis erreichen wirklich den Blutstrom. Besonders wertvoll ist, dass diese Aminosäure prinzipiell leicht die Blut-Hirn-Barriere überwindet.

Diese physiologische Barriere verhindert den direkten Kontakt des Blutes mit den Molekülen und der Flüssigkeit im Zentralen Nervensystem. Dadurch können für Nervengewebe im Kopf eigene Milieubedingungen aufrechterhalten werden. Im Wesentlichen filtern Innenschichten der feinsten Blutgefäße Blutsubstanzen hochselektiv, und nur diese strenge Auswahl gelangt durch verschiedene Transportprozesse, etwa Diffusion, ins Gehirngewebe. Auf dem gleichen Weg werden Stoffwechselprodukte abgeführt. Nährstoffe, Botenstoffe und ihre Vorstufen müssen in aller Regel also erst einmal irgendwie die dichten Zellen der Gefäßinnenschichten passieren, und sind insgesamt oft wochenlang unterwegs zu den Nervenzellen. So wird der Großteil des Gehirns vor im Blut zirkulierenden Viren, Bakterien, Pilzen und weiteren Krankheitserregern geschützt.

Die Aminosäure 5-HTP passiert diese filternden Gefäßinnenschichten der feinen Blutbahnen zügig und landet im Gehirn. Genau dort im Zentralen Nervensystem, hinter der Blut-Hirn-Schranke, wird aus dem gleichen 5-HTP durch ein anderes Enzym ein Serotonin mit Neurotransmitterfunktionen erzeugt, mit dem Informationen von einer Nervenzelle zur nächsten übermittelt werden können. Dieses Gehirnserotonin wird gebraucht, um die Stimmung aufzuhellen und um unbegründete Ängste abzubauen.

Im Alltag funktioniert jedoch nichts so ideal, wie es sollte. ❖

Zeiterscheinung Serotoninmangel

Ein gravierender Mangel an Serotonin wurde inzwischen zur typischen Zeiterscheinung und belastet Millionen Menschen. Lange Zeit blieb das Problem weitgehend unbemerkt. Selbst für aufgeklärte Anti-Aging-Medizinern mit geprüftem Spezialwissen beschrieben medizinische Fachartikel über Defizite sowohl im restlichen Körper wie im Zentralen Nervensystem wie „Serotonin: Neues ganzheitliches Konzept" in 2010 als Neuland.

Was war so neu?

Nervenzellen des Gehirns erzeugen selbst aus eigener Kraft nur winzige Mengen Serotonin. Deshalb sind die Gehirngewebe auf die ständige Zufuhr der Vorstufe Aminosäure 5-HTP aus dem Körper angewiesen. Das ist aus verschiedenen Ursachen ein sehr störanfälliges Prinzip.

Eine betrifft schon die Zufuhr. Für alle im Gehirn erwünschten Substanzen steht durch die Blut-Hirn-Barriere hindurch nur ein einziger Transportweg zur Verfügung. Während allein an die zwanzig verschiedene Aminosäuren und weitere zahlreiche Mikronährstoffe ebenfalls in die Gehirnareale drängen, können Komplikationen entstehen.

Gleichzeitig bildet sich bereits in den peripheren Bereichen des Körpers sehr häufig eine eigene Mangelsituationen in Bezug auf 5-HTP. Denn bei starken, chronischen Entzündungen wird der Ausgangsstoff Tryptophan von der Immunabwehr für aktuelle Zwecke gebraucht, und seine Umwandlung in die Aminosäure 5-HTP wird gehemmt. Die verschiedenen Heilmaßnahmen produzieren im Notfall stattdessen bevorzugt ganz andere Substanzen. Sie alle verändern Bedingungen im Gehirn und im übrigen Körper und können ein Serotonindefizit wahrscheinlicher machen.

Vorrang erhalten so genannte Entzündungsmediatoren, Zytokine, die jetzt zum Schutz der Nervenzellen in den einzelnen Organen vor inflammatorischem Stress nötiger gebraucht werden.

Entzündungsprozesse bremsen auch die Funktion eines Serotoninpartners, des Neurotransmitters GABA. Er ist eine der Substanzen im antinozizeptiven System der Schmerzhemmung. GABA wirkt sowohl im Nervensystem, wie in den Hormondrüsen. Dieser Nervenbotenstoff wirkt auch mildernd bei Erregungszuständen, Gereiztheit und neuropsychiatrischen Störungen. Dadurch wird beispielsweise besonders der Schutz von Nervenzellen bei Diabetes gefördert, wenn ihre Durchblutung und Ernährung eingeschränkt sind. Die Fachzeitschrift „Arthritis Research & Therapy" verwies im März 2016 darauf, dass bei dieser Erkrankung der Blutspiegel des Neurotransmitters GABA, einer Aminosäure, zu niedrig ist.

Inflammatorische Prozesse richten ein Chaos an und stoppen auch die Freisetzung der stark anti-oxidativen Substanz Glutathion aus drei Aminosäuren, die unter anderem beim Reizdarm günstige Wirkungen zeigt. Glutathion ist reichlich in Broccoli, Petersilie und Spinat enthalten. Die Leber speichert diesen Vitalstoff und gibt ihn bei Bedarf in den Blutkreislauf ab. Das schwefelhaltige, anti-entzündliche Glutathion ist nach Meinung von Präventivmedizinern in Stoffwechselvorgängen unverzichtbar, zum Beispiel bei den wichtigsten Entgiftungsvorgängen, und immer stärker sogar in der Krebsbekämpfung. Der ältere Körper hat einen geringer werdenden Glutathionvorrat.

Während der Prozesse zur Abwehr von Entzündungen ist auch eine ausreichende Versorgung mit dem Vitamin B6 sehr wichtig. Dessen Spiegel kann aus unterschiedlichen Gründen reduziert sein, nicht nur durch einen Mangel in der Ernährung, sondern beispielsweise durch die meisten Anti-Babypillen. Dieser konkrete Vitaminmangel vergrößert jedes Fibromyalgieproblem, denn B6 hemmt die Bildung mehrerer Neurotransmitter zur günstigen Steuerung der Stimmungslage, vor allem Serotonin, Noradrenalin und Dopamin.

Vor allem schadet, dass Zytokine

gierig die dringend für die Serotinherstellung gebrauchten Tryptophanmoleküle aufsaugen. Je mehr dieser grundsätzlich notwendigen Abwehrstoffe gegen Entzündungen freigesetzt werden, umso weniger von der wichtigsten Aminosäuren für die Produktion von Serotonin bleibt übrig. Das geschieht immer häufiger, da chronische Entzündungen fast schon jedem Organismus zu schaffen machen.

So wird 5-HTP auf Grund von entzündlichen Prozessen bereits im Körper zur Mangelware, und darunter leidet erst Recht die nachrangige Versorgung des Gehirns.

Die Liste der Ursachen eines Serotoninmangels wird länger und länger, denn sie können sehr vielfältig sein, und manche sind genetisch vorprogrammiert. Experten nennen nachdrücklich den schon erwähnten zu niedrigen Spiegel des Sonnenvitamins D, etwa wegen zu geringem Aufenthalt unter freiem Himmel. Meistens wirken Faktoren aus der Umwelt, des Lebensstils, körperliche Umstände und Grundsätze der Ernährung zusammen. Fehlende Schlaferholung, falscher Umgang mit Stress, körperliche Inaktivität können einen großen Einfluss haben. Die Belastung mit chemischen Substanzen, auch in der Nahrung, wird oft unterschätzt. Ebenso ein Mangel an Vitaminen und anderen Mikronährstoffen, ein ungesundes Verhältnis der Fettsäuren Omega3 und Omega6 und ein zu geringer Konsum an hochwertigen Eiweißen in naturbelassenen Nahrungsmitteln.

Klinische Untersuchungen entdekken in Laborwerten ebenfalls eine ganze Reihe von Hinweisen auf Zusammenhänge mit einem Serotoninmangel: Insulinresistenz, Hormonmangel in Bezug auf das weibliche Geschlechtshormon Progesteron und auf das Wachstumshormon, sowie chronisch verlaufende Infektionen.

Jeder einzelne dieser negativen Umstände führt schließlich zu einer weit verbreiteten Serotoninverarmung, erst peripher in den Körperorganen und in der weiteren Folge auch im Gehirn. ❖

Schiedsrichter fehlt

Für unser mentales Wohlbefinden ist ausreichendes Serotonin mindestens ebenso essenziell wie in der Leber, im Herzen oder im Verdauungsbereich. Im Gehirn agiert dieser Neurotransmitter wie ein Schiedsrichter im Spiel der Emotionen.

Die Evolution hat den Menschen wie jedes andere Lebewesen zur gesteigerten Sinneswahrnehmung und erhöhten Reaktionsbereitschaft befähigt. Dieses Prinzip ist erst dann sinnvoll, wenn es nur dann eingesetzt wird, wenn der Körper davon profitiert. Jeder Fehlaram wäre Verschwendung. Daher wirkt in unserem Gehirn ein Filter, der alltägliche Signale und Reize richtigerweise als ungefährlich einschätzt und ausblendet. Die wichtigste Substanz in diesem System der geistigen Balance und des Gleichgewichts, einer Homöstase der mentalen Verhältnisse, ist das Serotonin.

Die Bezeichung als Glückshormon ist insofern berechtigt, da es die Voraussetzung zu einem entspannten Verhalten schafft.

Im Alltag unserer behüteten Zivilgesellschaft ist eine permanente Alarmtendenz nicht mehr begründet. Bei Fibromyalgie befindet sich das Zentrale Nervensystem trotzdem in einem Zustand der beherrschenden Übererregtheit und höchster Reaktionsbereitschaft. Die Sensibilität der Neuronen entspricht einer vermeintlichen nahezu dauerhaften Lebensgefahr. Das hat Folgen. Die Nervenkomplexe erkennen überall Risiken und Gefahren. Die Sinneswahrnehmungen können nicht mehr unterscheiden, welche Reize tatsächlich wichtig und welche vernachlässigbar sind.

Das Gleiche betrifft die Wahrnehmung von Schmerzen und die Anfälligkeit dafür.

Auf dem Gebiet der Schmerzwahrnehmung kann akuter Reiz, der unrichtig therapiert wird oder unbehandelt bleibt, für das Nervensystem chronisch werden. Wiederholte Schmerzsignale programmieren in der zuständigen Nervenzelle eine dauerhafte, alarmierende Veränderung. In der Folge erhält die Erinnerung an den Schmerz eine überdimensionale Bedeutung, und das Neuron bildet ein Schmerzgedächtnis. Fehlt jetzt in den aktivierten Gehirnarealen eine ausreichende Dosis des benötigten Serotonin, fällt die Unterscheidung zwischen wichtigem und unwichtigem Reiz noch schwerer. Wissenschaftler sprechen von einer Chronifizierung des Schmerzes: Ein für gewöhnlich nur akuter Schmerz wird in der Einschätzung durch die übererregten Alarmsysteme zum Dauerzustand, er wird als chronisch eingestuft und bei der geringsten Anregung wiederempfunden. In der Folge werden selbst leichte Sinneswahrnehmungen wie Wärme, Dehnung oder Berührung als Wiederkehr des Schmerzes wahrgenommen.

Der akute Schmerz ist ein kurzer Prozess, der sich selbst beschränkt. Die Chronifizierung des Schmerzes dehnt seine Dominanz auf das ganze Leben aus. Damit stellen sich zahlreiche körperliche und seelische Folgen ein.

Ein messbarer Effekt ist ein deutlich niedriger Serotoninspiegel. Auch der ist inzwischen zu erklären: Verletzte Nervenzellen setzen als Notfallmaßnahme diesen Neurotransmitter frei und informieren andere über ihren Zustand. In dieser Rolle ist Serotonin eine Substanz, die sogar einen Schmerzreiz aktiviert. Bei ständiger Wiederholung dieser Prozesse wird der Serotoninvorrat aufgebraucht. Die daraus resultierende serotonerge Dysfunktion führt zu relevanten klinischen Störungen, sowohl im Gehirn und rückwirkend auch im übrigen Körper.

Das Schmerzerlebnis ist eine Grundfähigkeit des Menschen, die ihm die sinnvolle Einpassung in seine Umwelt erleichtert. Das Ruhebestreben des Gehirns wirkt dämpfend auf das Schmerzzentrum im Hypothalamus ein, jedoch durch eine Erwartungsangst wird jeder Schmerzreiz gesteigert. Dann hat dieses Grunderlebnis des Menschen seine natürlich Funktion eingebüßt.

Diese Entwicklung zu einem hochsensiblen Menschen kann genetisch programmiert sein. Möglicherweise liegen ihre Wurzeln schon in der Kindheit, wenn ein Gefühl von Sicherheit oder Geborgenheit erschüttert wurde. Dafür bedarf es nicht unbedingt eines Traumas oder eines schweren seelischen Schocks, denn schon ein Baby kann Todesangst empfinden, während es in Wirklichkeit sicher in seinem Bettchen liegt, behütet von den Eltern nebenan.

Allerdings kann eine tatsächliche seelische und körperliche Überlastung oder eine andere schwere Lebenskrise durchaus zu Hochsensibilität und Dauerwachsamkeit führen. In der Vorgeschichte einer Fibromyalgieerkrankung können eine schwere soziale Belastung, emotionale Vernachlässigung, Missbrauch und körperliche Gewalt für einzelne Betroffene eine Schlüsselrolle gespielt haben.

Auch bei der so genannten Psychalgie tritt Schmerz gekoppelt mit einem schwerwiegenden sozialen Konflikt auf.

Weiter belastende Faktoren können chronische Überforderung durch die klassische Mehrfachbelastung mit Beruf, Familie und Übernahme der Pflege von Angehörigen – auch als Helfersyndrom bekannt. Dass Menschen sich unter solchem Druck ein Abschalten oder Faulenzen nicht erlauben, kann den Verlauf der Entwicklung weiter negativ beeinflussen.

Menschen, die von heftigen negativen Gefühlen geprägt sind, verbunden mit der Ablehnung von Gesellschaft, sind für verschiedene Krankheiten stärker prädisponiert. In der wissenschaftlichen Literatur wird diese Phänomengruppe als Typ D bezeichnet, gestresste Persönlichkeit mit negativen mentalen und anderen gesundheitlichen Auswirkungen.

Die Fachzeitschrift "General Hospital Psychiatry" veröffentlichte in der März-April-Ausgabe 2016 Zusammenhänge auch mit Fibromyalgie. Von 558 Patienten mit Fibromyalgie, fast alle Frauen, im Alter zwischen 21 und 77 Jahren entsprachen 56,5 Prozent dem Persönlichkeitsbild Typ D.

Betroffene reagieren fast unter Zwang nicht nur auf tatsächliche Schmerzen. Sie können in jedem Zustand, in jeder Abänderung eine Bedrohung erkennen – ob es ein lautes oder leises Geräusch, ein Geruch, eine Berührung ist oder es sich um einen Temperaturreiz wie kalt, warm, feucht oder trocken handelt. Leidtragende konzentrieren sich häufig besonders auf den gelegentlichen, eigentlich normalen Schmerz und bemühen sich, ihn zu vermeiden. Während sie sich schonen, steigt die Schmerzanfälligkeit noch weiter an. Dieser Prozess entwikkelt sich über Monate oder Jahre.

Der Stressdruck steigt, die Schmerzgrenze fällt weiter, die Leistungsfähigkeit sinkt, die Erschöpfung ufert aus. Im Körper springt die hohe Sensibilität von Organbereich zu Organbereich, der Verdauungstrakt reagiert mit dem Reizdarmsyndrom, es bildet sich der Zustand der Reizblase, es kommt zu Herzschmerzen, und im Gehirn dominieren Empfindungen wie Depression und Ängste. ❖

Direkte Hilfe mit 5-HTP

Da dieser Neurotransmitter von besonderer Bedeutung für die Regulierung von Schlaf, Stimmung, Angstzuständen, Aggression, Appetit, Körpertemperatur, Sexualität, Blutdruck, Blutgerinnung, Gefäßverengung und Schmerzwahrnehmung ist, zeigt die therapeutische Zufuhr von 5-HTP eindeutige Erfolge in der Behandlung einer Reihe von Zuständen. Sie wirken sich unmittelbar in der Erleichterung vieler Fibromyalgiesymptome aus.

Bahnbrechend waren bereits vor einiger Zeit Berichte des Neurologen Dr. Timothy C. Birdsall in der Fachzeitschrift für ergänzende und alternative Heilverfahren „Alternative Medicine Review" in Heft 3/1998. Er empfahl als einer der ersten Wissenschaftler neben Depression und Schlaflosigkeit auch Fibromyalgie als Einsatzgebiet für eine Zufuhr von 5-HTP.

Dr. Timothy C. Birdsall analysierte gleich mehrere Studien mit der chronischen Schmerzkrankheit. Am Anfang wiesen alle Patientinnen und Patienten mit Fibromyalgie niedrige Werte für Serotonin und Tryptophan auf. In einer Untersuchung erhielten 25 Kranke einen Monat lang drei Mal täglich 100 Milligramm 5-HTP. Eine ebenso große Kontrollgruppe bekam nur ein Placebo. Eine weitere Studie bestand darin, dass 50 Personen mit Fibromyalgie die Pflanzensubstanz 90 Tage einnahmen, wiederum abgeklärt durch eine Kontrollgruppe. Und zuletzt wurden 100 Patienten mit 400 Milligramm täglich mit ebenso vielen Erkrankten, die mit Medikamenten behandelt wurden, verglichen. Klinische Untersuchungen, eingehende Befragung und Tagebucheintragungen belegten in allen Studien die durchgehende Verbesserung der wichtigsten Beschwerden: Schmerzen, Morgensteifheit, Angst, Erschöpfung, Schlafstörungen, und fallweise Migräne.

Noch etwas stellte sich heraus. Ein Gehirn im Serotonindefizit trimmt Betroffene auf Unlust, Depressivität, Schmerzen und Schlafstörungen. Gleichzeitig entwickelt sich ein unstillbarer Heißhunger auf Süsses. Damit verfolgt das Zentrale Nervensystem vermutlich eine trickreiche Absicht. Auf diese Weise soll erleichtert werden, dass dem 5-HTP das Einströmen in die Gehirngewebe gelingt – alle übrigen Aminosäuren werden aus dem Weg geräumt. Das funktioniert so: Kohlenhydrate und Eiweiße veranlassen das Bauchspeicheldrüsenhormon Insulin, andere Aminosäuren vermehrt in die Muskelzellen einzuschleusen. Übrig bleibt fast nur das L-Tryptophan, das jetzt ungestört die Schlupflöcher durch die Blut-Hirn-Barriere für sich beanspruchen kann.

Auch das unterstreicht die Bedeutung von Serotonin für das Zentrale Nervensystem.

Ein ebenfalls durchschautes weiteres Serotonintief droht regelmäßig am Abend. Dieser Neurotransmitter wird nämlich zum Teil in das so genannte Schlafhormon Melatonin umgewandelt, das als Muttersubstanz der Chronobiologie die inneren Uhren reguliert. Vermutlich entstehen in einem gesunden Körper etwa fünf bis zehn Milligramm Melatonin, und eine ähnliche Menge fehlt deshalb vorübergehend im Serotoninhaushalt. Konsequenterweise war anfänglich die Stimmung bei Versuchspersonen, die am Einschlafen gehindert wurden, besser: Ihr Serotoninspiegel blieb erhöht, da kein Melatonin gebildet wurde. Überflüssig zu sagen, dass der Endeffekt von Schlafstörung dazu führte, dass Betroffene noch stärker depressiv waren.

Wieder kann das selbstsüchtige Gehirn durch Heißhunger auf Süßes gerade am Abend seine Zufuhr an 5-HTP, dem Metaboliten aus L-Tryptophan, steigern und damit die Vorstufe von Serotonin vorsehen.

Zum Glück für uns erzeugt die Natur diese Aminosäure reichlich. In der Pflanze ist sie eine chemische Vorläufersubstanz für Phytoserotonin, die pflanzliche Version dieses Botenstoffes, der für eine Reihe von Funktionen gebraucht wird. Er spielt eine Rolle bei der Entwicklung und beim Transport von Samen, ähnlich wie Abführmittel auf pflanzlicher Basis. Serotonin steckt in den feinen

Kanälen der Brennnessel und setzt die schmerzende Flüssigkeit frei, sobald diese Röhrchen aufgebrochen werden. Die stärkste Konzentration in essbaren Nahrungsmitteln, mit drei bis 30 Milligramm Phytoserotonin pro Kilogramm, weisen die Ananas, die Banane, die Kiwifrucht, die Pflaume und die Tomate auf. Jedoch dieses pflanzliche Serotonin durchdringt nicht die Blut-Hirn-Barriere, weshalb sein Verzehr keine chemische Veränderung im Gehirn bewirkt.

Der am besten geeignete Umweg führt über die Afrikanische Schwarzbohne, Griffonia simplex. Sie produziert einen Samen, der beinahe zur Hälfte aus 5-HTP besteht. Vermutlich sollen Fraßfeinde in einen übernatürlichen Gefühlsrausch überführt und abgeschreckt werden. Aus dieser natürlichen Quelle wird diese Aminosäure für die Verwendung als chemisch reine Nahrungsergänzungsmittel gewonnen.

Natursubstanzen sind nicht patentierbar. Pharmakonzerne können deshalb 5-HTP nicht wie einen eigenen Medikamentenwirkstoff interessensgeschützt vermarkten und sind deshalb eher an der Verdrängung oder Unterdrückung solcher einfacher und preiswerter Naturstoffe als an ihrer Verbreitung interessiert. ❖

Günstiger Effekt von Alkohol

Wenn Patientinnen und Patienten mit Fibromyalgie moderate Mengen von Alkohol zu sich nehmen, haben sie leichtere Symptome ihrer Erkrankung als strikte Antialkoholiker. Die Zusammenhänge sind nicht klar. Wissenschaftler an der Mayo Clinic, einer Non-Profit-Organisation mit den Schwerpunkten Forschung und Ausbildung in Rochester, U.S.A., schließen nicht aus, dass Abstinenzler schwerer erkrankt sind und den regelmäßigen Griff zum Glas aus Angst vor Interaktionen mit Medikamenten zur Schmerzunterdrückung unterlassen.

Die Fachzeitschrift „Arthritis Research & Therapy" vermutete eine günstige Wirkung an den Rezeptoren des Neurotransmitters GABA. Diese schmerzhemmende Substanz aus dem antinozizeptiven System ist bei dieser Erkrankung zu niedrig ist. Alkoholmoleküle gleichen den Mangel aus, denn sie docken an diesen GABA-Kontaktpunkten der Nervenzellen an und simulieren so eine höhere Versorgung mit der Aminosäure. Gleichzeitig werden durch diese Besetzung belastende toxische Impulse an den Nervenzellen verhindert … es kommt insgesamt zu einer Beruhigung des Nervensystems. Deshalb wird jetzt untersucht, ob durch Alkohol eine gezielte Beeinflussung herbeizuführen ist. ❖

Serotoninmangel erkennen

Gesunde haben etwa 200 bis 240 Nanogramm Serotonin je Milliliter, Menschen mit Depression bringen es im Mittel nur auf 75 Nanogramm. Für eine Messung in Ruhe zu Hause kann ein Serotonin-Test Kit bestellt werden. Die Anbieter versprechen eine sichere Diagnose mittels einer Urinprobe. Ein Fachlabor wertet die eingesandte Probe aus.

An Stelle einer Messung bietet sich die einfache Überprüfung an, ob typische Hinweise auf ein Serotonindefizit vorliegen:

- Angstempfinden in Situationen mit eigentlich niedrigem Stresspegel,
- schwere unerklärliche Müdigkeit,
- unbegründete Ungeduld,
- übertriebene Erregung,
- kognitive Einschränkungen beim Konzentrieren, Merken und logischem Denken,
- auffällige Stimmungsschwankungen,
- Zwangsvorstellungen,
- Zuckersucht,
- wetterabhängiges Befinden,
- Einschlafstörung, Durchschlafstörung,
- leichte bis überwältigende Traurigkeit.

Auch eine untypische Unentschlossenheit in Situationen, bei denen man sonst klar Stellung bezieht, wäre auffällig.

Hinweise: Serotoninmangel ist positiv beeinflussbar – dazu später mehr.

Vor jeder Selbstbehandlung sollte eine Ärztin, ein Arzt mit ganzheitlicher Ausrichtung konsultiert werden. Wichtig ist, die Schwere eines Defizites zu ermitteln und einen individuell begründeten Plan für einen raschen Hormonausgleich zu entwickeln.

Wichtig: Wer Gedanken an Selbstmord hat, auch ohne konkrete Absicht, muss unverzüglich eine Spezialistin, einen Spezialisten für Psychologie, Neurologie oder aus dem neuen Grundlagenwissenschaftsbereich Neuromentale Medizin kontaktieren. Solche bedrückende Überlegungen häufen sich bei bestimmten Formen von Depression, und eine fehlgeleitete Selbstbehandlung könnte sie dramatisch verstärken.

Einige Mediziner vermuten allerdings durch bestimmte verschreibungspflichtige Medikamente gegen Depression eine nicht beabsichtigte Verschlechterung im serotonergen System.

Zur Unterstützung der Stimmung wurden in letzten Jahrzehnten Medikamente der Gruppe SSRI, Abkürzung für Selective Serotonin Reuptake Inhibitor, entwickelt. Sie erhöhen nicht den Serotoninspiegel, aber sie blockieren das Verschwinden dieses Neurotransmitters aus den Nervenzellen. Serotonin verbleibt länger im Gewebe. Diese arzneilichen Substanzen wirken bei nur einmaliger Einnahme pro Tag, was sie bei Patientinnen und Patienten mit Stimmungstief sehr beliebt macht, und vor allem bei Älteren treten weniger schwere Nebenwirkungen auf.

Offensichtlich haben diese Eigenschaften einen Missbrauch dieser Arzneimittel bewirkt, wie im Mai 2016 die Auswertung von elektronischen Gesundheitsdaten in der kanadischen Acht-Millionenstadt Québec ergeben hat. Von 101.705 Verschreibungen von SSRI betrafen nur 55 Prozent eine Depression. Der Rest ging an Patientinnen und Patienten mit Angststörung, Schlaflosigkeit, Schmerzen und Aufmerksamkeitsstörung.

Anti-Aging-Mediziner äußern den Verdacht, dass durch SSRI-Substanzen die Serotoninproduktion außerhalb des Gehirns behindert wird und der Spiegel des Hormons im restlichen Körper weiter sinkt. Diese Bedenken sind unter Allgemeinmmedizinern noch nicht weit verbreitet.

Der Einsatz von SSRI als Antidepressiva erster Wahl sollte unter Berücksichtigung dieser Faktoren bei ausgewählten Patientinnen und Patienten erfolgen.

Der neue interdisziplinäre Forschungsansatz Neuromentale Medizin entwickelt Gesundheitskonzepte auf der Basis von neuromentalen Ursachen einer Erkrankung nach der Überlegung: Krankheit beginnt im Kopf, Gesundheit auch. Negative Assoziationen sind schnelle, unspürbare mentale Prozesse mit hohem Schädigungspotential. Abwertende Kommunikation ist indirekte Körperverletzung. Jedes Ärgernis schädigt den Körper und wird im Kopf gespeichert. ❖

Serotoninbausteine in der Nahrung

Die Evolution billigte der Serotoninversorgung von Pflanzen eine hohe Priorität zu. Deshalb sind diese Aminosäurebausteine in einer naturbelassenen, qualitätsvollen Nahrungskette anzutreffen.

So bringen Sie regelmäßig natürliches L-Tryptophan auf Ihren Teller:

Ente, Truthahn, Milch, Käse, Gemüse, brauner Reis, Kichererbse, Vollkornprodukte, Spinat, Avocado, Grünalgen, Kartoffeln, Fenchel, Rote Bete, Rettich, Ananas, Bananen und Feigen. Produkte aus Substanzen der Sojapflanze enthalten das tryptophanreiche Eiweiß: Tofu, Miso, Natto, Tempeh und Sojamilch.

Und eine ganze Reihe von Nüssen: Erdnüsse, Mandeln, Pistazien, Pecannuss, Cashewnuss, Haselnuss, Walnuss, Macadamia und Paranuss.

Besonders hilfreich sind ungesättigte Omega3-Fettsäuren in Flachsöl aus Leinsamen, aus Chiasamen und aus den fetten Fangfischen Makrele, Sardine und Lachs.

Viele Nahrungsmittel enthalten zahlreiche weitere Bestandteile für die Produktion des Glückshormons, während sie nach Verzehr auch noch die Gesundheit im ganzen Körper unterstützen. Dazu zählen ausgewählte Aminosäuren, Mineralstoffe und Vitamine. Diese für das serotonerge System günstigen sekundären Pflanzenstoffe und Mikronährstoffe hemmen beispielsweise weitgehend die Einlagerung von überschüssigen Kalorien als Speicherfett in Fettzellen. Denn sie versorgen den Organismus mit jenen Enzyme, die benötigt werden, um Nahrungsfette, Kohlenhydrate und Eiweiße im gewünschten Sinne zu verstoffwechseln. Leider sind diese chemischen Biostoffe sehr temperaturempfindlich, was die Bedeutung von roh verzehrbarer Nahrung unterstreicht.

Die Aminosäurenkombination Glutathion kann in Knoblauch, Walnüssen, Karotten, Kartoffeln, Spargel, Okra, Broccoli, Spinat, Portulak, Tomaten, Äpfeln, in der Avocado und in der Grapefruit zugeführt werden.

Auch Lebensmittel mit einem hohen Eisengehalt liefern in aller Regel ebenfalls L-Tryptophan: Fleisch vom organisch ernährten Weiderind, Spinat, Grünkohl, Mangold, Broccoli, Nüsse, Samen, Sprossen und Trockenfrüchte.

Positiv bewertet werden wegen des Magnesiumanteils auch grüne Gemüse, Kakao, Seetang, Bananen, Orangen, sämtliche Baumnüsse, Vollkornprodukte, Mais, Käse, Eier. Milch und Fisch mit weißem Fleisch.

Sinnvoll ist auch eine natürliche Calciumversorgung. Das gelingt mit Sardinen, Lachs, Käse, fettarmer Milch, Sesamkörnern, Sojaprodukten, Artischocke, grüne Gemüse, getrockneten Feigen, Brunnenkresse, Kohl, Baumnüssen, Erdnüssen, Kürbiskernen, Bohnen, essbarem Seetang, Trauben, Kiwis und Avocados.

Nicht zu vergessen Zink, in Kürbiskernen, Nüssen, Sonnenblumenkernen, Weizenkeimlingen, Hafer, Austern, Petersilie, Eigelb und Steakfleisch.

Besonders gehirnfreundlich ist die große Gruppe der Vitamin B-Familie. Vitamin B3 finden wir in magerem Fleisch, Hefe, Maronen, Baumnüssen, Broccoli, Bohnen, Pilzen, Kartoffeln, Bananen, in der Avocado, in der Wassermelone und im Vollkorn. Für die Gehirnsubstanz Vitamin B6 gilt: Banane, Wassermelone, Rosenkohl, Kartoffeln, Vollkorn, grüne Gemüse, Hühnerfleisch und Fisch. Folsäurelieferanten sind Weizenkeime, Langbohnen, Baumnüsse, Erdbeeren, Avocado, Cantaloupemelone, Bananen, Orange, Kiwis, Tomaten, Brombeeren, dunkelgrüne Gemüse, Spargel, grüne Paprika, Karotten und Leber.

Zur Ergänzung empfehlen sich Lebensmittel reich an Vitamin C: dunkelgrüne Gemüse, Blumenkohl, Kohl, Paprika, Kartoffel, schwarze Johannisbeeren, Erdbeeren, Mango, Gojibeere, Petersilie, Nessel und die bekannten Zitrusfrüchte.

Ein hoher Säuregrad der Nahrungsmittel erhöht Angstgefühle und Depression, was wiederum die Serotoninproduktion drückt. Pflanzenkost verbessert die alkalischen Eigenschaften des Blutes und baut Übersäuerung ab.

Wer sich für die richtigen Lebensmittel entscheidet, hilft seinem Organismus, ein gesundes Gewicht zu halten oder zurück zu gewinnen. Denn Serotonin reguliert neben der Stimmung auch den Appetit. Optimale Hormonspiegel sind Komponenten einer ungestörten Kommunikation zwischen Verdauungstrakt und Gehirn, die über das so genannte Darmhirn erfolgt. Serotoninmangel ist gleichbedeutend mit Müdigkeit, jedoch auch Stress, das prämenstruelle Syndrom und die saisonal bedingte Depression erschweren dem Gehirn ein vernünftigs Serotoninmanagement. Das alles verstärkt eine Gier auf Kohlenhydrate, von denen sich der Organismus eine verbesserte Energieproduktion verspricht. Die drohende Überversorgung mit Kalorien, begleitet von einer eher sitzenden Lebensweise von Menschen mit Serotonindefizit, startet einen Teufelskreis aus Übergewicht, bedrückter Stimmung, Rückzug und Überernährung.

Der schnellste Weg einer Erhöhung des Serotoninspiegels ohne zusätzliche Kalorienaufnahme führt über eine individuell festgelegte Nahrungsergänzung mit 5-HTP, L-Tryptophan, Vitaminen der B-Familie und Omega3-Fettsäuren. Die Googlesuche „Anti-Aging-Arzt" produziert Ärztelisten geeigneter Gesprächspartnerinnen und Gesprächspartnerinnen mit geprüftem Spezialwissen, passend zur gewünschten Postleitzahl in Deutschland, Österreich und der Schweiz. ❖

Anheben der Schmerzschwelle

Hilfreich kann immer nur das Anheben der erniedrigten Schmerzschwelle sein. Bildgebende Gehirnuntersuchungen bei Menschen mit Fibromyalgie zeigen bei gleichem Schmerz eindeutig stärkere Reaktionen als in den Gehirnarealen von Gesunden. Die gesteigerte Sensibilität tritt auch bei Reizen, Materialien, Gerüchen und sogar Nahrungsmitteln auf, die vor Ausbruch der Krankheit toleriert wurden.

Auch aus diesem Grund wird Fibromyalgie immer stärker als Kommunikationsstörung innerhalb des Nervensystems diskutiert. Einzelne Zellen oder Zellstrukturen für die Wahrnehmung und die Einschätzung von Schmerzen sind irritiert, geschädigt oder überstrapaziert.

Durch eine Schädigung oder Dauererregung von Neuronen ist die Schwelle, ab der eine Empfindung als Signal von Schmerz eingestuft wird, erniedrigt. Dieser Zustand wird als Allodynie bezeichnet. In der Folge werden von übersensiblen Nervenzellen Schmerzempfindungen stark übertrieben ins Gehirn gemeldet. Dort sollte mit Hilfe des Hormons Serotonin die Information real bewertet werden, doch leider weisen viele Patientinnen und Patienten mit Fibromyalgie genau diesen Hormonmangel auf. Ohne das dämpfende Serotonin wird der Reiz extrem überbewertet. Auch die Dauer der Schmerzmeldung nimmt zu und gilt als auffälliges Zeichen. Die Steigerung der Schmerzempfindlichkeit oder Sensibilitätsstörung heißt Hyperalgesie.

Für derartige Auffälligkeiten findet die Präventionsmedizin eine Reihe von Erklärungen. Sie spiegeln sich in Laborwerten und anderen Messergebnissen wieder und führen den informierten Mediziner zu logischen Schlussfolgerungen. Besonderes Augenmerk verdienen verschiedene Hormonspiegel.

Trotz intensivster Forschung konnten dennoch Jahrzehnte vergehen, bis 2013 schließlich bei Patientinnen und Patienten mit Fibromyalgie Zusammenhänge mit Schädigungen an den kleinkalibrigen Nervenfasern und mit ihrem Verschwinden aus den Hautgeweben entdeckt wurden. Und auch diese Ergebnisse zeigen vermutlich noch nicht das ganze Bild. Die Auffälligkeiten in Bezug auf die small fibres waren keinesfalls bei allen Patientinnen nachweisbar. Auch die mikroskopische Hornhautanalyse deckte die vergleichbaren Veränderungen nur bei 51 Prozent auf.

Die beiden Studien müssen jedoch als Alarmzeichen gewertet werden und zwingen zum Nachdenken, auf welche Weise und wodurch unsere Nervensysteme und mit ihnen das Hormonsystem bedroht, geschädigt und überfordert werden. ❖

Energiemangel

Fibromyalgie gilt schulmedizinisch heute als unheilbar. Bei vielen Symptomen ist ungeklärt, ob sie eine Folge der Schmerzen oder Einschränkungen oder ein ursprünglicher Faktor sind. In diesem Behandlungsvakuum entwickelten forschende Ärztinnen und Ärzte eine Reihe von Theorien. Viele Zeichen sind missverständlich und deuten auch auf ein ganz anderes Leiden hin. Vermutlich können von Fibromyalgie Betroffene noch am ehesten erahnen, welche These für sie der Schlüssel zur Überwindung aller oder der meisten Symptome sein kann.

Ein Beispiel ist Energiemangel. Nahrungszusätze enthalten industriell hergestellte Phosphate, die deutlich leichter und vollständiger zu absorbieren sind als Phosphate aus natürlichen Quellen. Deshalb erleben nach einer bestimmten These viele Menschen bei unaufmerksamer Ernährung Probleme durch überschüssige Phosphate. Sobald sie eine Menge erreichen, die von den Nieren nicht ausgeschwemmt werden kann, werden sie an bestimmten Stellen eingelagert: erst problemlos in den Knochen, jedoch im Laufe der Jahre in kristallisierter Form auch in den Zellen von Muskeln und anderen Geweben. Der Körper versucht, sie mit Wassereinlagerungen zu lösen und auszuschwemmen. Dieses Wasser drückt auf die Nervenzellen und verursacht die Schmerzen.

Phosphatkristalle dringen auch bis in die Kraftwerke der Zellen, die Mitochondrien, ein, und hemmen die Bildung von energiereichen ATP-Molekülen. Das kann auch das Erschöpfungssyndrom bei Fibromyalgie erklären.

Nach dem amerikanischen Arzt Dr. R. Paul. St. Amand kann der Pflanzenstoff Guaifenesin schädliche Phosphate ausleiten. Das ist jedoch ein unangenehmer, langwieriger Vorgang mit anfangs schwierigen Phasen. Dieser Prozess wird außerdem durch Salicylate gehemmt. Diese Substanz ist in entzündungshemmenden, fiebersenkenden Schmerzmitteln wie Aspirin enthalten, jedoch auch in Kosmetika und als Aromat in Lebensmitteln. ❖

Bodybuildingzucker Ribose

Eine sehr häufig völlig unterschätzte und vernachlässigte Gesundheitssubstanz ist Ribose, eine Zuckerart. Weil jede Zelle sie selbst produzieren kann, gilt sie nicht als essenziell – ist es aber. Ribose ist Hauptbestandteil der Nukleotide, aus denen die genetischen Materialien der Erbbestandteile der DNA gebildet werden. Ebenso unerlässlich ist es bei der Energieerzeugung. Ribose ist Grundsubstanz von Adenosintriphosphat, ATP, unserer Lebensenergie und verbessert die Sauerstoffnutzung bei Menschen mit Herzproblemen. Studien weisen auf eine wichtige Rolle von Ribose auch bei Fibromyalgie und dem Chronic Fatigue Syndrome hin. Zumindest in den Muskelzellen verbessert es die Energiesituation, die bei Funktionen und bei Reparaturen benötigt wird. Das „Open Pain Journal" berichtete 2012, dass Ribose bei Menschen mit Fibromyalgie durch Energieverbesserung die Erholungsphasen verstärkte und die erlebte Schmerzzeit um 15 Prozent reduzierte. Diese Zuckerart wird als Bodebuilding-Substanz vermarktet. Die tägliche Zufuhr von drei bis fünf Gramm des aus Glucose hergestellten Pulvers wird empfohlen. ❖

Muskelspannungsneuralsyndrom

Schädigungen einer Nervenzelle können auch psychosomatische Ursachen haben. Demzufolge haben seelische Prozesse eine starke Rolle bei der Entstehung von körperlichen Leiden. Ein hoher Prozentsatz von Betroffenen berichtet von einer sehr schmerzlichen psychischen oder körperlichen Belastung kurz vor dem Ausbruch von Fibromyalgie. Das kann eine Scheidung ebenso wie ein Autounfall sein. Der Mechanismus erscheint noch unklar, doch möglicherweise besteht eine genetische Prägung für eine solche Empfindlichkeit.

Darauf gründet die These vom Tension Myositis Syndrom, TMS, wie der Rehabilitationsarzt, Chirurg und Buchautor Professor Dr. John E. Sarno sie schon 1982 bezeichnete. Auch der Name Muskelspannungsneuralsyndrom wird verwendet. Nach Dr. Sarno starten auch unbewusste seelische Belastungen Prozesse über das selbstständig tätige Zentrale Nervensystem, die sich als Schmerzen oder als andere Symptome äußern. Bis zu sieben Mal mehr Frauen als Männer zeigen Symptome der Fibromyalgie, und häufig liegen psychische Störungen wie Depression und Angstzustände vor. Unklar ist, ob sie Folgen der chronischen

Schmerzen sind. Patienten berichten ein häufigeres Vorkommen von körperlicher Misshandlung oder sexuellem Missbrauch in der Zeit vor ihrer Erkrankung.

Auch die Theorie von Dr. Sarno schließt die Möglichkeit ein, dass Nervenzellen im Zuge von extrem starkem Stress durch Übererregung – ähnlich wie durch toxische Substanzen – ihre Funktionen verlieren oder ihr natürliches Verhalten ändern. In der Folge verringert sich der Blutstrom zu Nervenbahnen, Muskeln und Bändern. In abwechselnd betroffenen Geweben treten Schmerzen auf, was laut Dr. Sarno nicht auf eine einzelne körperliche Verletzung oder Ursache hinweist. Nach eigener Aussage von Dr. Sarno lehnen jedoch 99,9 Prozent der Kolleginnen und Kollegen seine in vier Büchern beschriebene Analyse der Schmerzepidemien unserer Zeit ab. ❖

Bestnoten für Tai Chi

Bewegungsmangel, Stress und andere psychische Belastungen wie Depression sind Begleitbeschwerden vieler Fibromyalgieerkrankungen. Nicht jede körperliche Aktivität eignet sich für Versuche, diese Umstände zu verbessern. Doch eine Bewegungsphilosophie ragt positiv heraus: Tai Chi, die chinesische Kampfkunst, die als das „über allem Stehende„ betrachtet wird. Die Jahrtausende alte Bewegungsform mit langsamen und fließenden Bewegungen kann sowohl sportlich-kämpferisch als auch meditativ praktiziert werden. Im September 2015 berichtete das „The New England Journal of Medicine" von einem 12-Wochen-Vergleich mit normalen Dehnübungen. Patienten mit Fibromyalgie meldeten deutliche Symptomverbesserungen. Das betraf die Schlafqualität, die Reduzierung von Depression und eine Abnahme von Schmerzen. Bei Gehtests legten Menschen mit Tai Chi-Training innerhalb von sechs Minuten 40 Meter mehr zurück. Einige Testteilnehmer konnten Medikamente reduzieren oder absetzen. Vermutet wurde, dass Tai Chi Funktionen der Nervensysteme unterstützt und die Freisetzung von Substanzen entlang von schmerzbetäubenden Signalwegen aktiviert. Unterm Strich verbesserte sich die mentale und körperliche Lebensqualität.

Die Literatur berichtet auch von Verbesserungen mit Qi Gong, wörtlich Arbeit an der Gesundheit, einer Kombination aus Meditation, Konzentration und Bewegungen aus der chinesischen Medizin.

Jede Form der Meditation wirkt regulierend auf das dem Willen nicht unterliegende vegetative Nervensystem ein.

Eine belastende Rolle mit störenden

Auswirkungen auf organische Funktionen nehmen beabsichtigte wie unbeabsichtigte störenden Suggestionen ein. Mit solchen negativen selbsterfüllenden Prophezeihungen wird auch der Nocebo-Effekt, nach nocebo, ich werde schaden, erklärt – das Gegenteil von Placebo, wörtlich ich werde gefallen. Negative Erwartungen senken den Spiegel an wohltuenden Botenstoffen, Endorphinen, im Blut. Zusätzlich wird vom Körper protektiv im Zwölffingerdarm der Botenstoff Cholecystokinin freigesetzt. Unter gesunden Bedingungen ist damit ein Sättigungsgefühl verbunden, bei Angststörung werden darüber hinaus weitere Prozesse im Verdauungstrakt sowie im Gehirn aktiviert. Gehirnregionen für die Schmerzverarbeitung werden aktiviert, ohne dass ein Schmerzreiz dafür benötigt wird. Das kann tatsächlich eine realistisch schlechtere Bilanz der vorherrschenden Gefühle bedeuten. ❖

Ayurveda, Akupunktur, Achtsamkeit

Nach der Vorstellung einer Krankheitsentstehung im Ayurveda wird jeder Mensch mit einer sehr individuellen Mischung aus drei Gruppen von Fehlern, Doshas, geboren. Sie heißen Vata, Pitta und Kapha. Dieser geistige und körperliche Zustand, Prakriti, kann durch negative Faktoren ins Ungleichgewicht geraten. Das macht anfällig für Krankheiten. Die Fibromyalgie kann sich durch Beteiligung aller drei Doshas entwickeln.

Gründe sind vielfältig: etwa zu wenig Bewegung, Arbeiten in einer Stellung über lange Zeit, Schlafen am Tag statt in der Nacht. Hauptursachen sind schlechte Umstände: Nachwirkungen falscher Behandlungen, Stress, psychologische Faktoren, genetische Störungen, Alter. Die größte Bedeutung wird der Ernährung beigemessen: Übermaß, falscher Zeitpunkt und falsche Auswahl. Abfälle und im Körper entstehende Schadstoffe aus diesem biologischen Geschehen, Ama genannt, werden als Gifte eingestuft. Es sind unverdaute Nahrungsmittel, die längere Zeit im Darm verbleiben. Ein Teil löst dort Erkrankungen aus. Ein anderer Teil durchdringt die schützende Darmschleimhaut und zirkuliert wie fremde Krankheitserreger im Körper. Daraus entstehen die größten Probleme. Unverdautes Ama in Kombination mit Darmbakterien im Gewebe aktiviert wie die gefährlichsten Bakterien die Abwehrkräfte und reibt sie auf. Es kommt ferner zu Gewebezerstörung, an der freie Sauerstoffradikale im Dienst der Immunkräfte beteiligt sind.

Die Gegenwart von Ama in den Geweben wird bei der Fibromyalgie im Ayurveda als höchstwahrscheinlich eingestuft.

Daraus ergeben sich die Grundprinzipien der Behandlung. Im Grunde ist es ein in Jahrtausenden erlernter Einsatz von Mikronährstoffen innerlich und äußerlich. Gefördert wird, was die Umwandlung der Nahrung reguliert und verbessert. Diese Schritte sind: die richtige Art der Ernährung, die Zubereitung und Bewegung. Vermieden wird alles, was Ama und die Doshas verstärkt.

Das individuelle Therapieprogramm wird im Einzelfall entwickelt. Wichtige Empfehlungen wiederholen sich.

Warme Nahrung ist vorzuziehen, ebenso warmes Wasser oder mit Raumtemperatur als Getränk.

Die Mittagsmahlzeit enthält den größeren Teil, Frühstück und Abendessen die besser verdaulichen Lebensmittel.

Eine ganze Reihe von Nahrungsmitteln ist nicht ideal bei diesem Zustand: Rohkost, Salate, Milchprodukte, Schweinefleisch und die Kombination aus Milcherzeugnissen und Fisch oder Fleisch.

Curcumin, Ingwer und Koriander unterstützen die Prozesse im Magen-Darm-Trakt.

Äußerlich durch Auftragen wie innerlich durch Einnahme werden in der traditionellen indischen Medizin Substanzen aus mehr als 2.500 Kräutern für ganz bestimmte Wirkungen benutzt. Sie erscheinen als Paste, im Absud, in Ölen, Pillen und als Pulver. Zur Wirkungsverstärkung werden fetthaltige Kräuter mit Mineralien verarbeitet und verabreicht, Ghrita genannt. Diese Mischung überwindet die Blut-Hirn-Schranke und bringt arzneiliche Stoffe direkt an die Nervenzellen.

In der Fibromyalgie werden konkrete pflanzliche Stoffe unter bestimmten Vorstellungen ausgewählt. Sie sollen Toxine entfernen und im Gewebe gegen sie wirken.

Störendes Ama soll beseitigt oder neutralisiert werden. Weiteres Ama wird unterbunden. Gewebe wird geheilt und erneuert. Gestörte Körperfunktionen wie Verdauung und Schlaf werden normalisiert.

Größter Wert wird auf die Befreiung von den Giften durch Reinigung und Ausscheiden gelegt. Typische äußere Anwendungen sind das Übergießen des ganzen Körpers mit Kräuteröl, Massage mit einem Kräuterstempel, sowie das Auftragen einer Paste. Die Durchblutung wird angeregt, verstopfte Gewebekanäle werden geöffnet, Gelenksteife wird zurückgeführt. Ausleitung, Einlauf und Aderlass haben ebenfalls ihre Bedeutung, auch Nasenreinigung und Erbrechen.

Die Ayurvedische Medizin lehrt, dass es wichtig ist, zwischen heilbaren und nichtheilbaren Zuständen zu unterscheiden.

In Akupunktur erfahrene Ärzte an der Universitätsklinik Linköping, Schweden, konnten an 27 Patienten mit Fibromyalgie durch Nadelsetzung am Schultergelenk die Schmerzschwelle anheben und die Halssteifigkeit verbessern. Der Schmerzmechanismus wurde günstig beeinflusst. Spontanschmerz und Schmerzdauer nahmen ab. Bereits die erste Akupunktur steigerte die Durchblutung von Muskeln und Rückenhaut. Das war selbst in 13 Millimeter Gewebetiefe noch messbar.

Vermutet wurde, dass reizleitende Nervenfasern normalisiert wurden. Auch das eigentlich nicht willkürlich beeinflussbare sympathische Nervensystem wurde über das Nebennierenmark offensichtlich angeregt, Gefäße weitende Stresshormone wie Noradrenalin und Neuropeptide freizusetzen.

Der Stressforscher und Molekularbiologie Professor Dr. Jon Kabat-Zinn entwickelte in den späten 1970er-Jahren eine auf Achtsamkeit gegenüber dem Körper beruhende Meditation zur Stressbewältigung und gründete 1995 an der University of Massachusetts Medical School, U.S.A. das Center for Mindfulness in Medicine, Health Care and Society (Zentrum für Achtsamkeit in Medizin, Gesundheitswesen und Gesellschaft). Im Zentrum steht die Einübung achtsamer Körperwahrnehmung, Body Scan genannt, mit Fragen wie „Was tut mir gut? Was tut mir nicht gut?" Auch kurze Achtsamkeitsübungen, beispielsweise Breathing Space, gehen auf seine Überlegungen zurück. Seine Arbeit ist inspiriert von hinduistischen Maßnahmen wie Gehmeditation, um Gefühle, Empfindungen und Sinneswahrnehmungen bewusst zu machen. ❖

Das zweite Gehirn

Für Patienten mit Fibromyalgie führt an solchen Überlegungen kein Weg vorbei. Alles deutet auf weitere wichtige Erkenntnisse hin, dass ein Schlüssel zum Verstehen der Fibromyalgie direkt in Überforderungen und chronischen Schädigungen der Nervensysteme und in einer Dysregulation des Hormonsystems zu suchen ist – häufig direkt durch schädliche Stoffe.

Die Netzwerke der Milliarden Neuronen bilden das intelligenteste Kommunikationssystem. Es bestimmt die Grundeigenschaften des Lebens und ist jene Abteilung im menschlichen Körper, in der die komplexesten Aufgaben zu lösen sind: die Wahrnehmung, Einschätzung und Verarbeitung von Reizen. Dabei handelt es sich um Signale von innen und von außen. Die Komponenten des Nervensystems steuern unsere Reaktionen auf solche Nachrichten. Dabei benutzt es wesentlich mehr Arbeitskomponenten als jene, die im Volksmund als grauen Zellen bezeichnet werden.

Das Zentrale Nervensystem setzt sich aus dem Gehirn und dem Rückenmark zusammen. Einzelne Bereiche sind privilegiert und werden mit ihren eigenen Nervenzellen und deren Ansammlungen oder Verdickungen, den Nervenknoten durch die Blut-Hirn-Schranke vor den meisten Schadstoffen geschützt. Doch dieses System hat Lücken, und einige Gehirnareale sind nicht besser gesichert als die anderen Organe.

Das Periphere Nervensystem im restlichen Körper wirkt organnah, bis in die Schichten der Unterhaut, häufig reflexartig autonom und lässt sich auch willkürlich steuern.

Neben dem Kopfhirn existiert jedoch ein eigenes hochsensibles Nervensystem, das sich mit Abermillionen Fäserchen über den gesamten Magen-Darmtrakt erstreckt. Mediziner nennen es Darmhirn. Mehrere weitere Informationssysteme bewirken im übrigen Körper gemeinsam eine äußerst feine Regulation der Organtätigkeit.

Insgesamt wird die Zahl der Nervenzellen im Gehirn und im übrigen Körper auf bis zu 40 Milliarden geschätzt, und noch mehr Vernetzungsstellen und Knoten sorgen für ihre logische Verbindung. Die Steuerungsvorgänge werden auf verschiedene Ebenen verteilt. Einfache Reflexe oder kontinuierliche Befehle werden weitgehend unabhängig vom Zentralen Nervensystem von weitgehend unabhängigen Nervenstrukturen abgewickelt. ❖

Neurotransmitter

Jede Nervenzelle besitzt eine von zwei Fähigkeiten, elektrisch entweder einen eingehenden Impuls wahrzunehmen oder einen ausgehenden Reiz weiterzuleiten. Wichtigstes Instrument zur endgültigen Steuerung in den Nervensystemen sind jedoch chemische Moleküle. Sie heißen Neurotransmitter, aus dem griechischen Wort neuro für Sehne, Faser, Nerv und dem lateinischen Begriff für Überträger, weil sie als chemische Botenstoffe Befehle durch eine Reizübertragung von einer Nervenzelle zu einer anderen, beziehungsweise zu einer normalen Zelle weitergeben. Ihre Freisetzung wird durch ein elektrisches Signal ausgelöst, das sie auch noch verstärkt.

Durch das Andocken dieser Chemikalie an einer Sinneszelle oder an Rezeptoren kommt es entweder zu einer Erregung oder zu einer Hemmung. Auf diese Befehle reagieren alle nennenswerten Organe: neben dem Herz und der Lunge auch die Blutgefäße, die Schweißdrüsen, der Darm, die Blase und die Organe der fünf Sinne.

Im so genannten vegetativen Nervensystem, das unserem Willen nicht unterliegt, sind zwei bedeutende Grenzstränge die wichtigsten Partner im Informationsaustausch, der Sympathikus und der Parasympathikus. Sie arbeiten gleichzeitig miteinander wie gegeneinander, als Stressnerven und als Erholungsnerven. In der Regel versorgen beide Nervenprogramme dasselbe Organ und wirken dort partnerschaftlich, aber gegenläufig. Der Nervus sympathicus steigert beispielsweise die Herzfrequenz und der Nervus parasympathicus senkt sie ab. Auch im Atmungsbereich, im Verdauungssystem, in den Blutgefäßen, in der Blase starten sie Veränderungen.

Die Neurotransmitter werden aus unterschiedlichen chemischen Bausteinen zusammengesetzt, einige aus bis zu 100 Aminosäuren. Diese Eiweißbausteine müssen mit der Nahrung zugeführt werden. Die Nervenbotenstoffe sollen in der Regel nach ihrer Freisetzung schnell durch Enzyme inaktiviert werden. So kommt das Nervensystem wieder zur Ruhe. Viele Neurotransmitter wirken komplex untereinander und miteinander. Einzelne Störungen in ihrer Produktion oder Verfügbarkeit können bereits mit konkreten Symptomen und Krankheiten verbunden werden. ❖

Warum Nervenzellen schwächeln

Das altersbedingte Zellsterben kann krankhafte Ausmaße erreichen, so dass es dem Organismus immer schwerer fällt, die Auswirkungen durch die zu Grunde gehenden Nervenzellen mehr oder weniger auszugleichen. Die Weiterleitung von Signalen zwischen Nervenzellen mittels chemischer Botenstoffe ist stark abgeschwächt. Das scheint vor allem für den Neurotransmitter Dopamin und für das aus drei Aminosäuren gebildete spezielle Eiweiß Glutathion zu zuzutreffen.

Unter den neurodegenerativen Erkrankungen werden rund vierzig Leiden angeführt, obwohl Alzheimer und Parkinson nicht zu dieser Kategorie zählen.

Die Fibromyalgie als Folge einer Störung in den Netzwerken der Botenstoffe und Hormone fällt nicht unter die Kategorie neurodegenerative Erkrankungen. Zusammenhänge sind jedoch nicht auszuschließen.

Die Wahrscheinlichkeit, im Laufe des Lebens von dem Aufmerksamkeitsdefizit, beziehungsweise der Hyperaktivitätsstörung, ADHD, betroffen zu sein, scheint statistisch zuzunehmen.

Ein bevorzugte Kommunikationsplattform amerikanischer Ärztinnen und Ärzte stellte im Mai 2016 die Frage: „ADHD: Wie sprang es vom Klassenzimmer in die Vorstandsetage?" Tatsächlich erscheint es seit 2006 als erwiesen, dass mehr als vier Prozent aller Erwachsenen bis 44 Jahren unter einem Aufmerksamkeitsdefizit, beziehungsweise unter einer Hyperaktivitätsstörung leiden. Bis zu diesem Zeitpunkt galt ADHD als Entwicklungsstörung des Gehirns, aus der die etwa sechs Prozent betroffenen Kinder herauswachsen.

Die Zahlen stießen auf Misstrauen, da die meisten an solchen Studien beteiligten Wissenschaftler Gelder von Pharmaunternehmen bezogen. Eine einmalige Zahlung von 1,6 Millionen U.S. Dollar an einen besonders aktiven Promoter der These einer Erwachsenen-ADHD ragte heraus. Andere Experten wiesen darauf hin, dass die Symptome von ADHD sehr leicht vorgetäuscht oder übertrieben werden können. Wieder andere sagen, Hinweise auf Konzentrationsstörungen oder Überaktivität gepaart mit innerer Unruhe lassen sich bei jedem Erwachsenen finden.

Tatsache ist jedoch, dass allein von 2008 bis 2012 die Medikamentenausgaben für ADHD bei Erwachsenen um 55 Prozent gestiegen sind. ADHD-Arzneimittel zählen heute zu den lukrativsten, da sie allein in den U.S.A. im Jahre 2014 83 Millionen Mal ärztlich verordnet wurden und mit ihnen ein Umsatz von zehn Milliarden Dollar erzielt wurde. Ein Pharmaunternehmen wurde von den amerikanischen Justizbehörden zu einer hohen Geldbuße verurteilt, weil ihre Vertreter versprochen hatten, dass diese Medikamente Verkehrsunfälle, Scheidungsfälle, Verhaftungen und Arbeitslosigkeit verhindern können.

„Wenn wir nicht aufpassen, bekommen wir es mit einer geriatrischen ADHD zu tun", äußerte sich ein Wissenschaftler kritisch zu den Strategien von Pharmaunternehmen in Bezug auf ihre Medikamente für mentale Störungen praktisch für jeden über 60. Systemkritiker ergänzten: Möglicherweise kommen alle Warnungen zu spät. In einer von einem führenden Hersteller von ADHD-Medikamenten finanzierten Untersuchung in den Niederlanden wurden vier Prozent aller Senioren zwischen 60 und 94 als Patienten mit ADHD klassifiziert.

Wie Herzmuskelzellen sind auch Nervenzellen besonders langlebig und in der Regel über die gesamte Lebenszeit funktionsfähig. Doch verschiedenste Umwelteinflüsse, Giftstoffe und Sauerstoffradikale haben zur Folge, dass dramatische Erkrankungen wegen des Alters oder wegen einer Erschöpfung auch direkt die Gewebe des Gehirns betreffen.

Eine neurodegenerative Erkrankung befällt selektiv genau zu umschreibende Areale des Gehirns. Entsprechend sind die Auswirkungen – etwa bei Parkinson, weil Nervenzellen für das Bewegungssteuerungshormon Dopamin geschädigt sind, oder bei der Amyotrophischen Lateralsklerose, ALS, bei der die Kommunikation zwischen Gehirnnerven und der Muskulatur unterbrochen wird. Nicht nur einzelne Zellen, auch Schaltkreise der Nervensysteme können schadhaft sein. ❖

Der verblüffend positive Kochsalzeffekt

Eine weitere Ursache für äußerst schmerzhafte Empfindungen überall im Körper lokalisiert die Neuro-Topische Diagnose und Therapie nach Dr. med. Volker Desnizza unmittelbar links und rechts seitlich an den sieben Halswirbeln, an den fünf Lendenwirbeln und am Kreuzbein. An diesen Stellen verlassen paarweise Rückenmarksnerven die Wirbelsäule. Über diese Verbindungen kommunizieren die Steuerungszentralen im Gehirn mit Hilfe des Rückenmarks mit jedem einzelnen unserer Organe. Es ist ein zwei-Wege-System. Die von den Neuronen im Körper gesammelten Informationen werden in das Rückenmark geleitet, im Gehirn bewertet und mit entsprechenden Befehlen beantwortet.

Schaltpunkte sind noch innerhalb des Wirbelkanals gelegene Nervenknoten. Die feinstfaserigen Helfer unserer Nervenstämme überall im Körper sind entscheidend für die Mikrozirkulation des Blutes. Dafür erlaubt unter gesunden Umständen jede Nervenzelle das Einströmen ihres Antriebsstoffes Natrium und das Ausströmen von Kalium. Diese Praxis befähigt die Zelle, Elektrizität zu leiten. In den motorisch zu aktivierenden Äderchen empfangen im so genannten intramuralen Geflecht winzige Nervenfasern elektrische Signale aus dem Rückenmark. Während sie sich dadurch bewegen, gemeinsam mit Minimuskeln, bewegt sich auch das Gefäß. Diese Nervenelektrizität befördert das vom Herzen kommende Blut.

Schlackenstoffe und andere Abfälle werden idealerweise durch ein intelligentes Pumpsystem von Lymphbahnen und Blutgefäßen entfernt. Hier treten allerdings im Zuge von Abnutzungsfolgen massiert chronische Entzündungsprozesse auf, die das Prinzip der Schlackenbefreiung nachhaltig stören. Jedes Austrittssegment der Nervenbahnen an der Wirbelsäule, sozusagen ihr Anfang, ist jedoch ein sehr stark vom mechanischen Abrieb der Wirbelkörper und Bandscheiben bedrohter Bereich. Abriebe drücken auf die sensiblen Nervenfasern, die dann nicht mehr fähig sind, das irritierte Gewebe mittels winzigster Gefäße ausreichend zu durchbluten. Der Organismus erkennt diese Probleme und reagiert, als handle es sich um fremde Krankheitserreger, mit einer gut gemeinten Heilentzündung. Durch Verschleiß und auf diese Weise gestartete Entzündungen werden gefährliche Autoimmunprozesse eingeleitet, die sich gegen eigenes Gewebe richten. Zur Verschärfung setzt das Rückenmark aggressive Entzündungsmediatoren frei: Hormone, Neurotransmitter der Kategorie Katecholamine, und zwar Dopamin, Adrenalin und Noradrenalin und es entsteht saures Milieu im Gewebe. Die gleichen Reaktionen erfolgen auf Verletzung.

Auch diese Signale triggern Fasern

des Nervus sympathicus und befeuern diese Strukturen vehement. Sie sind im gesunden Zustand besonders zur Wahrnehmung und Übermittlung von Schmerzsignalen fähig. Jetzt blockieren die Nerven völlig. Zu ihren Aufgaben zählt auch die Unterstützung des Bluttransportes in den kleinsten Blutgefäßen durch elektrische Nervenimpulse.

Entzündungen werden schließlich nicht beendet, sondern verstärkt und immer mehr Schlacken sammeln sich an.

Hier setzt die Neuro-Topische Therapie mit der Injektion einer stark verdünnten und körpergerechten Kochsalzlösung an. Kochsalz heißt Natriumchlorid und enthält die dringend erforderlichen Natriummoleküle. Ein kleiner Teil der eingespritzten Flüssigkeit verbleibt bereits im Oberflächengewebe der Rückenhaut, der Großteil wird in etwa drei Zentimeter Tiefe deponiert. Die blockierten Nervenzellen empfangen so neues Natrium, und mit Hilfe dieser Ionen beginnt die so genannte Natrium-Kalium-Pumpe wieder zu funktionieren. Die feinsten Nervenfasern nehmen ihre Bewegungen wieder auf. In den Entzündungsherden öffnet sich die Mikrozirkulation, und die körpereigene Heilung kann einsetzen: Ablagerungen werden entfernt, Vitamine, Spurenelemente, Mineralien und Sauerstoff werden eingebracht. Dieser Effekt beginnt am Rückenmark und erstreckt sich mit verblüffender Fernwirkung entlang des gesamten Nervenstranges.

Eine gestörte Mikrozirkulation ist häufig auch ein Grund für die fehlende Wirksamkeit von Medikamenten, weil ihre Substanz die kranke Region gar nicht erreicht.

Einer der beiden Autoren dieses Buches konnte die Arbeit von Dr. med. Volker die nach ihm benannte Therapie auf der Basis von Erkenntnissen des Spezialisten für Mikrozirkulation Professor Dr. Alfred Pischinger entwickelt. Seit dem Tod von Dr. Desnizza wird diese Schmerzbehandlung von einzelnen Medizinern als Kochsalztherapie oder Kochsalzbehandlung nach Dr. med. Desnizza angeboten. ❖

Schlüsselsubstanz Acetylcholin

Zum Diskussionspunkt zwischen Wissenschaftlern und anderen Interessensgruppen wird zunehmend die Bedrohung der Neurotransmitter durch chemische Industriestoffe.

Während Serotonin, Adrenalin und Melatonin am häufigsten genannt werden, wird einer der vielseitigsten Neurotransmitter so gut wie nie erwähnt. Dabei beeinflusst er sehr viele Körpervorgänge und beherrscht das nervliche Geschehen direkt an der Skelettmuskulatur. Es ist das Acetylcholin. Diese den B-Vitaminen ähnelnde natürliche Chemikalie sendet über motorische Nerven Informationen an Muskeln, auch an den Herzmuskel. Sie reguliert über verschiedene Rezeptoren die Muskulatur der inneren Organe, nimmt Einfluss auf die Verdauung und andere Vorgänge und fördert die Speichelproduktion und transportiert Salzmoleküle.

Dieser besonders wichtige Neurotransmitter wird in unserem Stoffwechsel aus Cholin in der Nahrung gebildet, etwa aus Leber, Lachs, Hühnerfleisch und dem Hühnerei.

Acetylcholin nimmt bei mentalen Prozessen des Lernens und Merkens eine maßgebliche Rolle ein. Nicht wenige Wissenschaftler glauben, dass mit der Beherrschung dieses speziellen Nervenbotenstoffes eines Tages eine Heilung von Alzheimer möglich sein wird.

Im Zusammenhang mit Fibromyalgie erscheint eine besondere Eigenschaft von Acetylcholin bemerkenswert. Dieser Neurotransmitter begrenzt hochintelligent die Erregung von Geschmacksknospen in der Zunge, indem er den ins Gehirn übermittelten Reiz im Bruchteil eines Augenblicks sofort wieder stoppt. Auf diese Weise schützt er die mit unserer Geschmackswahrnehmung verknüpften Nervenzellen in den Gehirngeweben vor unnötig ausgedehnter Irritation und verschafft ihnen sofort wieder die dringend gebotene Erholungsphase.

Genau dieser wichtige Effekt wird dem Acetylcholin durch viele chemische Stoffe in unserem täglichen Leben geraubt! Mit dramatischen Folgen. ❖

Attacken gegen Nervenzellen durch anticholinerge Effekte

Der Alltag konfrontiert einen Neurologen mit vielen Beispielen einer Schädigung von Nervenfasern bis zum Erschöpfungstod ihrer Zellen. Das kann mehrere Ursachen haben. Im Alter häuft sich beispielsweise der Bandscheibenvorfall. Gallertmasse tritt aus und drückt gegen Nervenwurzeln oder das Rückenmark.

Bei den meist noch jungen Patienten mit Fibromyalgie kommen viel wahrscheinlicher andere Auslöser in Betracht: fast ausnahmslos sind es Nahrungsmittelzusätze, Umweltgifte, Schwermetalle, Arzneisubstanzen in diversen Medikamentengruppen und chronische Entzündungsprozesse. Sie alle setzen das Wirkungsspektrum von Neurotransmittern gehörig unter Druck, vor allem bei gleichzeitiger mangelnder Versorgung mit Mikronährstoffen.

Dieser Antieinfluss auf unseren wichtigsten Neurotransmitter wird als anticholinerge Effekte bezeichnet. Dass sie ihre Botenstoffblockade durch Mundtrockenheit verraten, ist nur eine von vielen Nebenwirkungen. Die meisten übrigen unerwünschten Effekte gehen weit darüber hinaus.

Durch solche Stoffe werden die Wirkungen des Botenstoffs Acetylcholin stark unterdrückt oder ins Gegenteil verkehrt. Manche Nebenwirkungen könnten fälschlicherweise bagatellisiert werden, etwa Störungen, das Auge scharf zu stellen. Die gleichen Mechanismen können aber völlig unerwünscht auch die Herzfrequenz steigern, das ist schon sehr viel ernster.

Verwandt mit Acetylcholin ist der Botenstoff Phosphatidylcholin. Er verhindert die Entstehung von Lebererkrankungen wie der Nichtalkoholischen Fettleber und steuert die Ausscheidung von Arzneiwirkstoffen und Giften. Auch seine Wirkung ist von Störungen durch Arzneistoffe und andere anticholinerge Einflüsse betroffen.

Besonders erregend ist, dass exakt die fundamental sensiblen Aktivitäten des Botenstoffes Acetylcholin sogar durch zahlreiche Arzneimittel gestört bis gehemmt werden. Als harmlos eingeschätzte frei verkäufliche Mittel gegen Allergien und Erkältung sind ebenso unter den Kandidaten für anticholinerge Effekte. Überwiegend sind es jedoch ärztlich verordnete Medikamente: beispielsweise Alphablocker gegen Bluthochdruck, Diuretika, Mittel gegen eine Überfunktion der Blase, NSAID-Schmerzmittel, krampflösende Wirkstoffe und bei mentalen Problemen die große Gruppe der klassischen Antidepressiva. ❖

Nervenschäden durch Antibiotika

Eine schicksalshafte Rolle spielen mittlerweile für Millionen Patientinnen und Patienten Antibiotika. Kritiker beklagen, dass selbst nach Jahrzehnten der kritischen Einwände über unerwünschte Arzneiwirkungen eines breiten Antibiotikamissbrauchs in der Gesellschaft, in der Humanmedizin ebenso wie in der Tiermedizin, zuwenig Klarheit besteht.

Eigenverantwortung ist gefragt. Denn Kontrollbehörden reagieren nur sehr zögerlich. So riet nach jahrelangem Abwägen endlich im Mai 2016 die amerikanische Food and Drug Administration Ärztinnen und Ärzten von der Verschreibung bestimmter Antibiotika – Fluoroquinolone – bei simplen Entzündungen wie Bronchitis oder Urogenitalinfekten ab: „Sollte nicht verwendet werden ..." Ein schwarzer Kasten auf dem Kopf der Patienteninformation, „Black Box Warning", fällt sofort ins Auge - dem Arzt und dem Patienten. Es droht eine periphere Neuropathie an Muskeln, Gelenken, Sehnen, Nerven und im Zentralen Nervensystem, wobei die

Schmerzen bereits wenige Tage nach Therapiebeginn einsetzen können und dann bis zu über einem Jahr anhalten oder dauerhaft bleiben. Dieselbe Behörde hatte sich angesichts der Risiken durch diese Substanz 2008 noch mit einer erweiterten Patienteninformation begnügt. 2015 wurden die Begleiteffekte sogar zu einer eigenen Krankheit zusammengefasst: „Fluoroquinolone-Associated Disability". Aber Pharmahersteller durften sie weiter vermarkten, als lägen aus verschiedenen Studien keine kritischen Hinweise vor.

Unberücksichtigt bleibt auch das Risiko der wachsenden Resistenzen. Die Fluoroquinolone gehören zu den sogenannten „Reserveantibiotika" – die man sparsam einsetzen muss, damit sie noch wirksam bleiben gegen lebensbedrohliche Infektionen. Ein einziger Wirkstoff aus der umstrittenen Gruppe wurde 2015 in Deutschland 3,5 Millionen Mal verschrieben.

Das ARD-Magazon „Kontraste" berichtete am 15. September 2016 unter der Überschrift „Gefährliche Antibiotika – Arzneimittelbehörden versagen beim Patientenschutz" über geschädigte Patienten in Deutschland. Zitat: „Was die meisten Patienten nicht wissen, es gibt eine besondere Gruppe von Antibiotika, die dauerhafte Gesundheitsschäden verursachen kann: die Fluorchinolone ... In den USA wurde in diesem Jahr sogar die schärfste Sicherheitswarnung für diese Antibiotika verhängt. Doch was passiert hierzulande? Die Mittel werden weiter breit verschrieben. Die deutsche Arzneimittelbehörde, das Bundesinstitut für Arzneimittel und Medizinprodukte, und das Gesundheitsministerium bleiben untätig." ❖

Medikamente als Neurotransmitter

Grob geschätzte mindestens vier Millionen ältere Patienten, vermutlich jedoch erheblich mehr in Deutschland schlucken verschreibungspflichtige Medikamente mit hohen Risiken von gefährlichen Nebenwirkungen. Darunter sind außerdem Arzneistoffe, mit deren Hilfe die Wirkungen von speziellen Botenstoffen im vegetativen Nervensystem nachgeahmt werden. Ihre Aufgabe ist konkret die Stimulierung des Nervus sympathicus. Diese Rolle drückt ihr Name Sympathomimetika aus. Ähnlich wie die Neurotransmitter und Hormone Noradrenalin und Adrenalin können sie eine Erhöhung des Blutdrucks und der Herzfrequenz in die Wege leiten. Gleichzeitig besitzen sie auch hemmende Funktionen, wie beispielsweise das Zügeln des Appetits direkt im Gehirn. Auch eine Erweiterung der Atemwege oder die Erhöhung von körperlichen Leistungen können Therapieziele sein. Diese Medikamente starten jedoch jedes Mal erhebliche Veränderungen im menschlichen Organismus und müssen unter besonders strenger ärztlicher Kontrolle angewendet werden, was auch für Amphetamine oder Ephedrin ausnahmslos gilt.

Alle sympathomimetischen oder anticholinergen Wirkstoffe sind in ihren Effekten weitgehend unberechenbar. Denn sie besitzen die Fähigkeit, an mehreren unterschiedlichen Rezeptoren anzudocken und Befehlsabläufe zu starten. Was sie am Ende in einem Körper sonst noch bewirken, ist nicht ausreichend geklärt. ❖

Probleme Polypharmazie, Multimorbidität

Anti-Aging-Mediziner und Wissenschaftler warnen seit Jahren vor den Gefahren durch Polypharmazie, der Einnahme von mindestens fünf verschreibungspflichtigen Medikamenten mit vielleicht gegensätzlichen Wirkungen. Fast immer sind es Effekte, die Entscheidungen des Körpers widerlegen sollen, etwa gegen Bluthochdruck oder gegen zu hohen Blutzucker. Gleichzeitig weitet sich das Problem in allen Altersgruppen aus, mit besonders dramatischen Effekten für ältere Patienten. Es wiederholt sich millionenfach: Der Kardiologe entscheidet sich für ein sicheres, wirksames Herzmittel. Ein Hormonspezialist kümmert sich um die Knochengesundheit. Diabetes, Bluthochdruck und Angstzustände wollen ebenfalls medikamentös kontrolliert und beherrscht werden. Und der Patient selbst versorgt sich mit Omega3-Fischölkapseln, schluckt Magnesium oder Zink und greift regelmäßig zur Aspirintablette.

Insbesondere bei den Fällen von Mehrfacherkrankung, Multimorbidität, rächt es sich zusätzlich, dass die Arzneimitteleffekte unmittelbar an alten Menschen nicht besonders gut durch klinische Studien überprüft wurden.

Schon seit mehr als zwei Jahrzehnten häufen sich bei älteren Patienten Hinweise auf schwere Nebenwirkungen von verschiedenen Medikamenten, obwohl sie ihnen häufig und individuell von Ärztinnen oder Ärzten verschreiben werden.

Gegen jede einzelne Krankheit setzt die Medizin spezielle Arzneien ein, bei einigen sogar fünf und mehr, etwa nur für die Behandlung von Bluthochdruck.

Daraus ergeben sich für Arzt und Patient nennenswerte Schwierigkeiten wie die Organisation der medizinischen Betreuung, die Abstimmung der einzelnen Medikamente aufeinander, die Häufung von Beschwerden durch die zusätzlichen Effekte oder die Behandlung der weiteren Probleme.

Die Wahrscheinlichkeit ist groß, dass Betroffene nicht die optimal mögliche Therapie bekommen. Ihnen werden widersprüchliche Vorschriften gemacht, nicht nur für die Ernährung und ihre körperliche Fitness. Diese Menschen haben häufigere und längere Krankenhausaufenthalte. Und umso schwerer fällt es ihnen, ihren Ärzten ein guter Partner zu sein und eigenständig einen wichtigen Beitrag zu ihrer Gesundung zu leisten.

Mehrfacherkrankungen werden in der Regel mit Älteren verbunden. Aber auch schlecht Ernährte, weniger Gebildete und Arme sind überdurchschnittlich stark betroffen.

Kein Trost ist auch, dass so manche neu diagnostizierte Krankheit im Zuge einer Behandlung in Wahrheit eine unerwünschte Nebenwirkung bisher schon verschriebener Medikamente ist.

Bereits ab dem 40. Lebensjahr ist es zehn Mal wahrscheinlicher, dass eine Person vier oder mehr Arzneistoffe täglich einnimmt, verglichen mit Jüngeren.

Kern des Problems ist jedoch das steigende Lebensalter, mit dem auch die Zahl der Mehrfacherkrankungen überproportional zunimmt.

Ältere Menschen erhalten unter diesen Umständen den Großteil der verschreibungspflichtigen Arzneimittel und gehen so auch die größten Risiken für unerwünschte Nebeneffekte und Wechselwirkungen der Arzneien untereinander ein. Nur äußerst wenige dieser Medikamente wurden speziell für sie entwickelt.

Dazu eindrucksvolle Zahlen: Menschen über 60 machen etwa ein Viertel der Gesamtbevölkerung aus und nehmen rund 66 Prozent der verordneten Medikamente ein. Damit reagieren ihre Ärzte oft auf ein Bündel von Symptomen.

Ärzte reden längst nicht mehr nur von den so genannten Nebenwirkungen. Wegen der Mehrfachverschreibung von Medikamenten steigen die Risiken durch Wechseleffekte der Substanzen und durch unerwünschte Arzneimittelwirkungen, UAW.

Diese Vorkommnisse gehen in der Regel über das hinaus, was ein Patient für möglich hält, wenn ihm eine Arznei nicht bekommt. Oft sind es sogar unerwünschte Arzneimittelereignisse, UAE, wie etwa Schlaganfall, Herzattacke oder Krankenhauseinweisung. ❖

Warnung vor 83 Medikamenten

Um dieses Problem in den Griff zu kriegen, hat eine deutsche Expertengruppe 2010 die von ihnen so bezeichnete Priscus-Liste zusammengestellt und veröffentlicht. Sie enthält konkret 83 Medikamente, die als nicht adäquat für Menschen über 65 Jahre klassifiziert wurden. Gegen das Verschreiben dieser Medikamente für Ältere werden wesentliche Bedenken angeführt. Sechs Jahre später eine ernüchternde Bilanz: Jeder fünfte Senior wird immer noch mit einem der Priscus-Medikamente versorgt! Derartige Arzneisubstanzen haben nach Einschätzung der Fachleute in der Priscus-Gruppe neben ihrer therapeutischen Aufgabe zum Teil dramatische negative Nebenwirkungen.

Als Folge ereignet sich ein Komplex aus Störungseffekten in den Nervensystemen, verstärkt durch eine verminderte Entgiftungsleistung.

Anticholinerge Effekte bremsen unmittelbar das Nervensystem. Doch dabei bleibt es nicht. Nervensystem und Hormonsystem ergänzen einander und Probleme durch Neurotransmitter und chemische Signalstoffe betreffen sie auch gemeinsam. ❖

Ganz legale Gehirnzerstörer

Immer häufiger wird auch auf leicht vermeidbare Störungen des Stoffwechsels hingewiesen. Dabei soll möglichst intelligent Nahrung entweder in Energie oder in Speicherfett umgewandelt werden. Hier mischen inzwischen viele Dutzend sehr umstrittene industriell hergestellte chemische Substanzen mit, die völlig legal bei der Herstellung von Nahrungsmitteln verwendet werden dürfen. Sie werden ganz normal und nicht nur von Systemkritikern als Exzitotoxine bezeichnet, auf Deutsch wörtlich: erregende Giftstoffe. Ihr Name ist eine Kombination aus den lateinischen Begriffen für Begeisterung und Erregung, das auch in dem englischen Wort excite verwendet wird, und für Gift – und genau diese beiden Wirkungen haben sie auf Nervenzellen, in hoher Konzentration bis zu ihrer Zerstörung.

Auch der Begriff Neurotoxin, Nervengift, fällt.

Exzitotoxine sind ursprüngliche natürliche im tierischen Eiweiß und in Pflanzen vorkommende Hilfsmittel der Evolution. Alle Organe besitzen Rezeptoren für diese Informationsstoffe. Eine besondere Rolle spielen sie bei der Nahrungswahl. Auf der Zunge können Exzitotoxine unsere rund 9.000 Geschmacksknospen mit etwa 70.000 Rezeptoren informieren und stimulieren. Am stärksten ausgeprägt ist die Wahrnehmung von bitter, nämlich etwa 10.000 Mal intensiver als für süß. Das befähigt uns zum blitzschnellen Erkennen von giftigen Substanzen. Weitere Empfindungen sind sauer und salzig, und erst jüngst wurde vermutet, dass es auch für Fett eigene Geschmacksrezeptoren auf der Zunge gibt.

Die Geschmacksempfindungen werden in elektrische Impulse umgewandelt und aus dem Mund über sensorische Nervenzellen wichtigen Gehirnnerven zugeleitet.

In gebundener Form sind Exzitotoxine harmlose Substanzen in jedem Fleisch und in jedem Eiweiß aus anderen Quellen. Sie kommen auch in der Tomate und im Käse vor, ebenfalls ohne irgendeine Gefahr und stets in geringster Dosis.

Gemieden werden müssen die mehr als 70 industriell hergestellten und leicht absorbierbaren freien Exzitotoxine. Sie machen Appetit auf mehr. Im Gehirn schädigen sie Nervenzellen, unbemerkt. Sie stoppen günstige, dringend benötigte Funktionen des Hypothalamus im Zwischenhirn. Das ist jener Abschnitt, der Hunger und Sättigung steuert.

Die Nahrungsmittelindustrie baut Exzitotoxine ohne Nährwert und ohne weitere wertvolle Eigenschaften nach. Es sind nur Stoffe, durch die industriell hergestellte Lebensmittel als schmackhafter empfunden werden sollen. Sie lauern in unzähligen Alltagsgerichten, auch solchen, die als gesund bezeichnet werden dürfen, mit voller Erlaubnis von Gesundheitspolitikern, die uns eigentlich schützen sollten.

Diese Substanzen aktivieren Nervenzellen durch Übererregung und zerstören sie, weil anders als in der Natur der Reiz nicht mehr gestoppt wird. Solche Schädigungen durch neurotoxische Substanzen können akkumulieren.

Das Ausmaß hängt von der Anfälligkeit des einzelnen Neurons ab, von der Konzentration und Verweildauer. Auffällige Faktoren für eine hohe Empfindlichkeit des Nervengewebes gegenüber diesen Verbindungen sind das Alter, eine Ernährung ohne schützende Mikronährstoffe, genetische Defekte und bestimmte Erkrankungen.

Die härtesten Konsumentenschützer bezeichnen Exzitotoxine als von den Gesundheitsbehörden zugelassene Gehirnzerstörer. In gefährlicher Konzentration bewirken sie vermutlich den Untergang von Nervenzellen nicht anders als Giftstoffe aus der Natur. Lähmende Bakterienstämme wie das Botolinumtoxin, Pflanzengifte wie Alkaloide der Tollkirsche oder Vergiftungsstoffe des Kugelfisches oder der Schwarzen Witwe verursachen ähnlich wie die Schwermetalle Quecksilber, Kadmium, Blei und Thallium Herzrasen, Blasenlähmung oder Atemstillstand.

Ehe Exzitotoxin-Symptome durch die üblichen Diagnosetechniken dargestellt werden können, müssen 75 Prozent der Gehirnneuronen zerstört worden sein. Dann ist jede Rettungsmaßnahme zu spät.

Einzelne körpereigene Schutzprogramme stoppen die Überstimulierung von Nervenzellen durch im Organismus gebildete Gegenmittel. Diese Abwehrmaßnahmen wurden geschaffen, um Gehirngewebe vor gelegentlichen Erregungen zu bewahren. Die Abwehrmechanismen wurden jedoch nicht gegen mehrmals tägliche Attacken konzipiert, etwa durch den wiederholten Genuss bestimmter Softdrinks.

Die schärfsten Kritiker sind auf Grund von Tierversuchen überzeugt, dass Substanzen dieser Kategorie in Gehirngeweben Zellen abtöten. Möglicherweise geschehen solche stillen Einzelschädigungen bei Millionen Mitmenschen unbemerkt.

Es besteht der dringende Verdacht, dass solche Moleküle eine kritische Rolle in der Entwicklung von jenen neurologischen Schädigungen spielen, die sich als Migräne, Epilepsie, Parkinson, Alzheimer oder Amyotropische Lateralsklerose, abgekürzt ALS, zeigen.

Seit 2001 weisen Studienergebnisse auch auf das Auslösen von Fibromyalgie hin. Als erstes berichtete die Fachzeitschrift „Annals of Pharmacotherapy" unter der Überschrift „Befreiung von Fibromyalgiesymptomen nach Unterbrechung von Ernährungexzitotoxinen" (im Original „Relief of fibromyalgia symptoms following discontinuation of dietary excitotoxins") aus dem Veteranenkrankenhaus Malcolm Randall Veterans Affairs Medical Center in Gainesville, Florida, U.S.A., darüber.

Wissenschaftlern betonen, dass generell die große Gruppe der Neurotoxine für jeden Einzelnen schädlich ist, auch für jene Personen, die nicht augenblicklich negative Reaktionen wie Kopfschmerzen, Übelkeit, Desorientierung, Depression oder Fibromyalgie zeigen.

In den letzten Jahrzehnten erlebten wir eine dramatische Zunahme an neurodegenerativen Erkrankungen wie Demenz bei Älteren und Autismus, Sprachstörungen und Lernschwierigkeiten bei Kindern. Jeder kennt Personen, die von ADHD, Schlafproblemen, Schilddrüsenfunktionsstörungen, Alzheimer oder Parkinson betroffen sind. Parallel entwickelte sich der Einsatz von Exzitotoxinen durch die Nahrungsindustrie. Es ist eine Ironie, dass wir in Zeiten der Volksepidemien Übergewicht und Diabetes Geschmacksverstärker brauchen sollen, um unser Essen verlockend zu finden.

Fatal ist auch, dass Gehirne und Nervensysteme von Versuchstieren wesentlich unempfindlicher sind als unsere eigenen, so dass an Affen und Mäusen Schäden bei üblichen Mengen kaum nachzuweisen sind. Wir reagieren vermutlich fünfmal sensibler, und die wahren Probleme entstehen erst im Laufe der Zeit durch Speicherung und Anhäufung.

Jeder wissenschaftliche Angriff auf diese für den Profit der Nahrungsindustrie immens wertvollen Chemikalien wird schärfstens abgewehrt.

Das Erregungsprinzip durch Exzitotoxine macht sich die Nahrungsmittelindustrie raffiniert zu Nutze.

Jedes Mal wenn Sie noch einen Bissen und noch einen zu sich nehmen, obwohl Sie bereits satt sind, steckt nicht Willensschwäche dahinter, sondern vermutlich ein Exzitotoxin. Diese Aminosäuren regen an und lösen ein Sinnesempfinden aus, das Lebensmittelhersteller als Umami bezeichnen, den fünften Geschmack. Mindestens jeder dritte Erwachsene verzehrt Exzitotoxine nennenswert regelmäßig. Viele Produkte mit diesen Chemikalien werden speziell für Kinder und Teenager vermarktet.

Restaurantessen und Fertiggerichte enthalten nennenswerte Mengen, die verzehrt werden, ohne dass es den meisten Konsumenten bewusst ist. Exzitotoxine treiben Nervenzellen im Zwischenhirn in die Zerstörung und werden seit Jahrzehnten mit abgestorbenem Gehirngewebe, Unfruchtbarkeit, aggressivem Verhalten, sexueller Entwicklungsstörung und mit zahlreichen neurologischen Erkrankungen in Verbindung gebracht. Dramatisch sind langfristig die Störungen des Hormonsystems bis in die Nebennieren hinein, die schließlich mit großer Wahrscheinlich zur Entstehung auch von Fibromyalgie führen. ❖

Unter Verdacht

Die besonders häufigen Vertreter unter den Exzitotoxinen, Monosodiumglutamat oder Glutamat, abgekürzt MSG, Aspartam und L-Cystein, sind weitgehend entweder in winzigen Mengen gebundene oder frei präsente Aminosäuren in der westlichen Ernährung.

Diese freien Exzitotoxine sind konzentriert in Geschmacksstoffen, in Gewürzmixturen, in allen vorgefertigten Nahrungsmitteln, speziell in Dosen und tiefgefroren, sowie in Salatdressings, Marinaden, Saucen und in Sojaprodukten. Auf Lebensmitteletiketten verbergen sich Exzitotoxine auch unter ihren wissenschaftlichen Bezeichnungen Kalzium Kasianat, Hydrolysiertes Pflanzenprotein, künstliches Protein, Monopotassium Glutamat, Hefeextrakt, autolisiertes Pflanzenhefeprotein, Gluten Säure, Sodium Kasianat, autolisierte Hefe oder unter ihren englischen Bezeichnungen sodium guanylate, sodium inosinate, gelatin, hydrolyzed vegetable protein, hydrolyzed plant protein, hydrolyzed oat flour, hydrolyzed protein, plant protein extract, sodium caseinate, calcium caseinate, textured proteinoder autolyzed yeast.

Diese Substanzen existieren auch in

flüssiger Form und sind in Suppen, Saucen und Diätgetränken enthalten. Das ist besonders bedenklich, denn ihre rasche Absorption im Verdauungsbereich macht sie umso giftiger.

Den übelsten Ruf besitzt das harmlos bis sympathisch klingende hydrolisierte Pflanzeneiweiß, vornehmlich aus der Sojapflanze, aber auch aus Mais und Weizen. In Tierversuchen verursachte es bei Mäusen Schäden an der Netzhaut und in der Hypothalamusregion des Gehirns der Nager. Hydrolisiertes Eiweiß, darunter hydrolisierte Molke-Produkte, sind in kleinere Bestandteile zerlegte Proteine, die leichter absorbiert werden und deshalb besonders verführerisch an Allergiker und professionelle Athleten vermarktet werden können.

Unter Verdacht steht auch jede Art von modifizierter Speisestärke, Eiweißkonzentrat, Rauchgeschmacksstoff, Sojasauce, asiatische Fischsauce, Gewürzextrakte für Suppen und Bratensäfte.

Viele Konsumenten sind ahnungslos, was diese Zusätze in maskierten Formen betrifft. Sogar angeblich natürliche Gewürzmischungen bestehen zu zwölf bis 40 Prozent aus dem preiswert hergestellten Glutamat der Lebensmittelindustrie.

Da Exzitotoxine auf der Zunge den Geschmack von Lebensmitteln verstärken, werden sie bevorzugt in salzarmen Diätprodukten und in vegetarischen Gerichten eingesetzt. Mit zunehmendem Alter schrumpfen die Geschmacksknospen beim Menschen, so dass auch spezielle Fertigprodukte für Senioren möglicherweise besonders geschmacksintensiv mit Exzitotoxinen rezeptiert sind.

Übrigens: Wenn Gaststätten darauf hinweisen, dass sie ihren Gerichten kein Glutamat hinzufügen, so ist das oft nur die halbe Wahrheit. Die angelieferten Speisenbestandteile enthalten oft bereits das Glutamat …

Exzitotoxine sind zu vermuten in den meisten Vertretern und Produkten dieser Gruppen: Lebensmittel aus Asien, Chips, Crackers, Salatdressings, Fertigsuppen, Eiweißpulver, Tiefkühlwaren, Marinaden, Saucen, Fleischfertiggerichte, küchenfertig mariniertes Fleisch, und vor allem in Backwaren, die als kohlenhydratearm, fettarm oder salzarm vermarktet werden.

Eine weitere auffällige Gruppe stellen die als Carrageen bezeichneten Kohlenhydrate aus verzehrbaren Rotalgen dar. Sie üben nach Verzehr medizinische Effekte aus und sind in der Europäischen Union als Dickungsmittel mit der Nummer E407 zugelassen. Die Lebensmittelindustrie verwendet sie als Geliermittel in Schlankheitsprodukten und in Wurstwaren, in Babynahrung, Marmeladen, Milchshakes, Eiscreme und zahlreichen Desserts, die Kosmetikindustrie in der Zahnpasta. Nach der Europäischen Ökoverordnung darf Carrageen auch für Biolebensmittel verwendet werden.

Carrageen kann bei entsprechend veranlagten Menschen allergieähnliche Effekte hervorrufen. In Tierversuchen wurden die Bildung von Geschwülsten und Veränderungen im Immunsystem nachgewiesen. Die Weltgesundheitsorganisation, WHO, erlaubt dennoch pro Tag die Aufnahme von 75 Milligramm je Kilo Körpergewicht.

Unter Verdacht stehen auch Nahrungsmittel mit der Kennzeichnung als zuckerfrei oder als mit künstlichem Süßstoff versehen.

Wissenschaftler der Weston A. Price Foundation in Washington, DC, U.S.A., warnten 2013 vor einer Rückkehr der Ernährungsmangelkrankheiten Skorbut und Pellagra und sahen Anhaltspunkte, dass auch Exzitotoxine die Situation verschlimmern. Sie empfahlen eine Kultur, in der Fertignahrungsmittel als uncool gelten, raten zur Nahrungszubereitung zu Hause und warnen vor weiteren Zusatzstoffen, die das mentale Verhalten und die Gesundheit von Millionen Menschen gefährden. Übrigens: Trotz der Bezeichnung „koffeinfrei" kann das in Kaffee und Tee enthaltene Alkaloid Koffein in Limonaden vorkommen. Einzig die Aussagen „Kein Koffein" und „Ohne Koffein" besagen, dass das Produkt Koffein tatsächlich nicht enthält.

Auch Soja führt dem Körper hormonell wirkende Phytoestrogene zu und kommt in Tofa, Sojasoße, Sojabohnen, in Edamame aus unreif gekochten Schoten, in Natto, Shoyu, Tamari, Tempeh, texturisiertem Pflanzenprotein, TVP, Sojanüssen, Soyabrei, Sojaeiweiß, isoliertem Sojaprotein, Sojabohnenpaste, Sobee, Kyodofu, Sojasprossen und Sojamehl vor. ❖

500 Mal pro Sekunde Vollgas

Exzitotoxine treffen den sensibelsten Punkt im Geflecht der Nerven überhaupt. Sie befeuern Neurotransmitter. Es sind jene Botenstoffe, die den entscheidenden Beitrag im neuronalen Netzwerk der Gehirnareale leisten, indem sie eine Erregung von einer Nervenzelle auf die andere übertragen. Ihre Fähigkeit, einen elektrischen Impuls zu empfangen und zu übertragen, wird auch als Feuern einer Nervenzelle bezeichnet, was sie etwa 500 Mal in einer Sekunde leisten kann.

Ein besonders wichtiger Partner bei der Übertragung von Nervensignalen ist das bereits beschriebene Acetylcholin mit einer Fülle von lebenswichtigen Aufgaben im neuronalen Netzwerk.

Eine winzige Menge Acetylcholin wird in einer aktivierten Nervenzelle auf natürliche Weise während jeder Signalübertragung verbraucht. Sie stoppt im Gehirn sofort wieder die Reizwahrnehmung, dadurch kehrt augenblicklich Ruhe ein. Genau an diesem Punkt stören die von der

Nahrungsindustrie ins Spiel gebrachten Exzitotoxine, ähnlich wie zahlreiche Arzneimittel mit anticholinergen Effekten. Sie hemmen den besänftigenden Beitrag des Acetylcholin. Das Neuron feuert ungehemmt weiter. Dadurch steigert sich das Erregungssystem in eine Art Dauervollgas, und es kommt zur Übererregung.

Alles nur, weil es Lebensmittelkonzernen gestattet wurde, diese Erregungssubstanzen unterzumischen, und weil diese bedenkliche Nahrung von Konsumenten ahnungslos gewählt wird.

Es scheint als gesicherte Erkenntnis, dass Exzitotoxine Neuronen dazu bringen, wie unter Zwang zu zünden, bis die Zelle zerstört wird. Einmal zu Tode erschöpft, kann sie nicht gerettet oder repariert werden. Ihre Funktion ist für immer verloren … ein direkter Weg in die Demenz.

Einer der frühesten und profiliertesten Exzitotoxin-Forscher, der Neurochirurg Dr. Russel L. Blaylock, warnte schon 1995 in seinem Bestseller „Excitotoxicity: The Taste that Kills" (Exzitotoxine: Der Geschmack der tötet) auch davor, dass diese Substanzen zusätzliche aggressive Sauerstoffradikale hervorrufen. Der durch sie dargestellte oxidative Stress trägt ebenfalls zum Absterben von Gehirnzellen bei.

Verbraucherschützer bleiben bei ihrer Auffassung: Über Exzitotoxine muss lückenlos aufgeklärt und vor ihnen gewarnt werden.

Diese Form der Neurotoxine in alltäglichen Lebensmitteln wirken lange Zeit unbemerkt durch Anreicherung wie langsame Nervengifte, und das macht sie besonders gefährlich. Der Urheber dieser Theorie, Dr. Peter Spencer, genießt als Immunologe hohes Ansehen. ❖

Tod von Nervenzellen

Das menschliche Gehirn vefügt über eigene Schutzmechanismen. Einer ist die schon beschriebene Blut-Hirn-Schranke, eine physiologische Barriere zwischen den Flüssigkeiten im Blutkreislauf und im Zentralnervensystem einschließlich des Rückenmarks. Sie schützt die sensibelsten Gewebe normalerweise vor Giften und anderen schädlichen Substanzen.

Jedoch dieser Schutzmechanismus hat unterschiedliche Lücken: In der Kindheit ist er noch nicht gänzlich entwickelt. Er überdeckt nicht alle Gehirnareale. Er wird durch zahllose akute oder chronische Schädigungen beeinträchtigt. Und er lässt das unauffällige Einsickern in unbegrenzten Mengen zu.

Bei einer anhaltenden Überversorgung mit Exzitotoxinen beginnt das Absterben von Nervenzellen. Besonders gefährdet sind ältere und geschwächte Menschen, bei denen dieser Gehirngewebeschutz vor giftigen Substanzen nicht mehr voll funktionsfähig ist. Die natürliche Schranke ist dann noch weniger im Stande, eine Überversorgung abzuwehren.

Unser Gehirn lässt generell die Aminosäuren Glutamat und Aspartam mit Wirkung als von außen stammende Neurotransmitter zu. Denn die empfangende Hypothalamusregion liegt im Zwischenhirn und wird nicht durch die Blut-Hirn-Barriere geschützt. Natürliches und industriell nachgebautes Nahrungs-MSG im Blutstrom kann ungehindert dieses Gehirnareal erreichen. Diese chemischen Moleküle werden in den Gliazellen gespeichert, bis sie gebraucht werden.

Der Tod von Nervenzellen durch Exzitotoxine vollzieht sich vielfältig.

Diese Nahrungszusätze zur Geschmacksintensivierung hemmen die Natrium-Kalium-Pumpe, wodurch sich in den Zellen vermehrt Wasser ansammelt. Große Mengen veranlassen Gehirnzellen, anzuschwellen, und sie werden dadurch sofort zerstört. Geringe Mengen Exzitotoxine öffnen offensichtlich die Calciumkanäle in den Nervenzellen. Mit diesem Mechanismus werden Funktionen wie die Kontraktion der Herzmuskulatur und der Skelettmuskeln betrieben, sowie die Freisetzung von Hormonen und Neurotransmittern. Davon betroffene Nervenzellen sterben langsam innerhalb von zwei Stunden.

Eine Überaktivierung durch Glutamat verursacht in Nervenzellen durch das Feuern einen sehr hohen Energieverbrauch. Deshalb wird das Gehirn zu einer verstärkten Glucoseverarbeitung veranlasst, um daraus die Energieform ATP zu bilden. Der Vorrat an ATP kann rasch aufgebraucht werden, und ohne ausreichende Energie stirbt die Zelle ebenfalls.

Menschen mit Unterzuckerung gelten als besonders gefährdet.

Auch der Zustand vieler Gene hängt von der Beeinflussung durch den Calciumkanal ab. Wieder verwendet die kritische Wissenschaft den Begriff vom „Spiel mit dem Feuer", wenn von außen und noch dazu unbedacht durch Falschernährung in diese Kontrollsysteme eingegriffen wird.

Mehrere Gruppen verschreibungspflichtiger Medikamente enthalten in aller Regel Exzitotoxine.

Über die zwei in den Fertignahrungsmitteln besonders stark verbreiteten Exzitotoxine Mononatriumglutamat und Aspartam streiten Wissenschaftler und Nahrungsindustrie seit Jahrzehnten verbissen. ❖

Mononatriumglutamat

Glutamat ist die gebräuchliche Bezeichnung für Mononatriumglutamat. Dieses Salz, das auf Lebensmitteletiketten und Speisekarten in Englisch auch als Monosodium Glutamat, als Natriumglutamat, MNG oder MSG aufscheint, ist eine der am häufigsten vorkommenden Aminosäuren.

Sie entsteht natürlich im normalen Stoffwechsel aller Lebewesen, allerdings in sehr geringen Mengen. Nur einige Nahrungsmittel enthalten reichlich davon: Pilze, reife und getrocknete Tomaten, Parmesankäse und weitere Sorten, Fischsauce und die erfolgreich als gesund vermarktete Sojasauce.

Bei der industriellen Herstellung von Lebensmitteln wird nachgebildetes Glutamat üppig zur Verbesserung des Geschmacksempfindens beim Verbraucher hinzugefügt.

Das sollte zu denken geben: In Futtermitteln steigert es den Appetit und die Gewichtszunahme von Masttieren.

Auch das gibt es: Glutamate können nach und nach während der Lagerung auch in bereits fertigen Lebensmitteln durch Eiweißabbauprozesse entstehen, und dann haben sie bei den Zulassungsbehörden einen Freifahrtschein. Sie werden nicht als Zusatzstoff gewertet und erhalten keine E-Nummer auf dem Etikett.

Im Schnitt verzehrt jeder Erwachsene vier Gramm Glutamat pro Woche, meistens ohne es zu ahnen. Daran wird sich so bald nichts ändern. Die Europäische Union, die amerikanische Kontrollbehörde für Lebensmittel und Medikamente, FDA, das deutsche Bundesinstitut für Risikobewertung und die Deutsche Gesellschaft für Ernährung stufen Mononatriumglutamat als sicher ein.

Unabhängig davon veröffentlichte die offizielle nationale Bibliothek medizinischer Literatur in den U.S.A., US National Library of Medicine National Institutes of Health, 2012 eine Studie* an 57 Patienten mit Symptomen der Fibromyalgie und Reizdarm aus der Universität in Portland, Oregon. Vier Wochen lang nahmen sie unter Aufsicht definitiv weder Spuren von Glutamat noch von dem zweithäufigsten Exzitotoxin, Aspartam, zu sich. Danach folgte die Rückkehr zu ihrer typischen Glutamat-Kost. Unter der Überschrift „Der Effekt von Nahrungs-Glutamat auf Fibromyalgie und Reizdarm" lautet die Schlussfolgerung: „Die Ergebnisse lassen vermuten, dass Nahrungs-Glutamat zu den Fibromyalgie-Symptomen in einigen Patienten beiträgt."

Die Schwierigkeit, einen bestehenden Zusammenhang zwischen Bedrohung und Schädigung real zu bele-

---

*** (Quelle: *Holton KF et al: The effect of dietary glutamate on fibromyalgia and irritable bowel symptoms. Clin Exp Rheumatol. 2012 Nov-Dec;30(6 Suppl 74):10-7. Epub 2012 Dec 14.**

gen beruht auch auf der Tatsache, dass durch eine ganze Reihe weiterer üblicher Stoffe in Medikamenten, Suchtmitteln, Rauschmitteln, Kunststoffen und vor allem in Lebensmittelzusätzen ebenfalls neurotoxische Potentiale nachweisbar sind. Am Ende ist der wahre Schuldige nur schwer auszumachen.

Es ist bemerkenswert, dass in zahlreichen Tierversuchen mit Mäusen und Ratten Organauffälligkeiten, Lernschwierigkeiten und sogar die Zerstörung der Netzhaut mit dem Einsatz von MSG herbeigeführt wurden.

Diese Versuche führten zu Hochrechnungen, denen zufolge im Vergleich mit ihnen der menschliche Organismus fünfmal stärker auf Mononatriumglutamat reagiert, da jedes größere Organ eine Unmenge von Rezeptoren für diese Substanz aufweist.

Wissenschaftliche Studien mit Menschen haben bisher bei einer Verwendung von hinzugefügtem Glutamat in üblichen Mengen keine unmittelbare Schädlichkeit erkennen lassen. Dieses Urteil wurde 2005 auch von der Senatskommission zur Beurteilung der gesundheitlichen Unbedenklichkeit von Lebensmitteln der deutschen Forschungsgemeinschaft mitgetragen.

Die härtesten Glutamatkritiker in den Reihen von Neurowissenschaftlern, Gesundheitsberatern und Kinderärzten sehen es trotzdem unbeirrt als erwiesen an, dass die Gehirn-region Hypothalamus für die Verbindung des Nervensystems mit dem Hormonsystem sowie Nervenzellen im restlichen Körper eindeutige Verletzungen durch MSG in jeder Dosierung davontragen. Damit verbinden sie diese Symptome: Netzhautabbau, Übergewicht, Fortpflanzungsstörungen, Wachstumsstörung, Lernschwierigkeiten, Gedächtnisschwäche sowie erhöhter Blutzukkerspiegel, Nervenschmerzen, Angstzustände und Depression. Zahlreiche Untersuchungsergebnisse deuten darauf hin, dass jede Irritation des Nervensystems langfristig entzündliche Reaktionen zur Folge haben kann. Durch Wiederholung entwickeln mehr und mehr neue Nervenzellen eine Art Aversion gegen diese Chemikalie, und umso heftiger fallen die individuell auftretenden Symptome aus.

Auch Fibromyalgie passt in diese These.

Die Wissenschaftler stufen Glutamat konkret in Bezug auf Alzheimer, Parkinson und weitere Gehirnerkrankungen wie Multiple Sklerose als kritisch ein und sprechen offen von einer Glutamatkaskade der Probleme.

Unterstellt werden außerdem ein schwer durchschaubarer Zusammenhang zu einer möglichen Prostatakrebsentwicklung und die logische Verstärkung von Übergewichtstendenzen durch angeregten Appetit.

Wissenschaftler befürchten, dass die Kombination unterschiedlicher Exzitotoxine ihre gemeinsame Giftigkeit steigert. Oft ist die Gefahr maskiert.

Ein als Aroma bezeichneter Lebensmittel-Zusatzstoff darf 30 Prozent nicht deklariertes Natriumglutamat enthalten. ❖

Chinarestaurantsyndrom

Mononatriumglutamat öffnete den Weg für alle weiteren industriell hergestellten Exzitotoxine. Im Zweiten Weltkrieg entdeckten amerikanische Soldaten bei ihren japanischen Gefangenen mit Begeisterung diesen aus Seetang hergestellten Geschmacksverstärker. Das amerikanische Militär veranlasste daraufhin die großen Versorgerunternehmen von 1948 an, Monosodiumglutamat bei der Produktion ihrer Soldatenmahlzeiten einzusetzen.

Kritiker verwiesen bereits in den 1980er Jahren auf den „Mononatriumglutamat-Symptom-Komplex", der ursprünglich als „Chinarestaurantsyndrom" für Schlagzeilen sorgte. Ihrer Meinung nach kann Mononatriumglutamat eine Reihe von nicht sehr verräterischen Symptomen bei sensiblen Menschen auslösen, wie zum Beispiel ein Brennen im Mund, Kopf oder Nacken, leichte Lähmungserscheinungen in Armen und Beinen, Kopfschmerzen, Aufstoßen oder allergische Reaktionen auf der Haut.

Der Neurotransmitter Mononatriumglutamat wird normalerweise vom Nervus vagus aus natürlicher Nahrung schon im Mund freigesetzt, sobald wir beginnen, Essen zu kauen. In dieser Form ist es völlig unschädlich. Rezeptoren für diese Nervensubstanz mit hormonähnlichen Fähigkeiten finden sich überall im Körper, im Gehirn, in den Geschmacksknospen, in der Bauchspeicheldrüse, in den Muskeln, in der Haut, in der Leber, in den Sexualorganen, im Herz, in den Eingeweiden und in den Zellen der Abwehrsysteme.

Die Verteidiger von Mononatriumglutamat setzen als starkes Argument ein, dass Glutamat der meistgebrauchte natürliche Neurotransmitter im menschlichen Gehirn ist. Der Körper produziert ihn jedoch stets nur in Mengen, die im Vergleich zu den viel höheren Dosierungen in industriell hergestellten Lebensmitteln nur als winzig bezeichnet werden können. Das Gehirn verwendet sie nur in den geringsten Mengen von 0,008 bis 0,012 Milligramm. Sobald dieser Spiegel überschritten wird, feuern die Neuronen unstoppbar, bis zur Zerstörung.

Selbst Verbindungen mit dem „Chinarestaurantsyndrom" bei sensiblen Menschen konnte seinen Siegeszug nicht stoppen. In den 2007 erreichte die Jahresproduktion von MSG bereits eine Milliarde Kilo. ❖

Gehirnschädigung

Die von der Industrie produzierten Exzitotoxine sind in ihren Wirkungen im Gehirngewebe etwa tausendfach stärker als der körpereigene Neurotransmitter Serotonin. Die Übererregung von Nervenzellen unterbricht und zerstört das natürliche Aminosäuretransportsystem. Diese Schäden sind in zahlreichen neurodegenerativen Erkrankungen präsent, darunter Amyotrophe Lateralsklerose, ALS, Alzheimer, die Gehirnerkrankung Chorea Huntington, Parkinson, Epilepsie, Demenz, Schizophrenie, Zwangsstörung, bipolare Störung und Depression.

Zusammenhänge mit Fibromyalgie wegen einer Übererregung sind erwiesen. Drei Belastungsereignisse, die sich vor dem Auftreten von Fibromyalgie häufen, sind im Stande, die Blut-Hirn-Schranke unwirksam zu machen: schwere seelische oder körperliche Belastung, Infektion und Stress.

Bei Studien wurden im Gehirngewebe von Patienten mit Fibromyalgie erhöhte Spiegel von Glutamat gefunden.

Die großflächige Verteilung der Glutamatrezeptoren im Körper dient als Erklärung für viele Symptome im Falle einer auf diese Weise ausgelösten Nervenschädigung.

Seit 1957 führten Tierversuche mit Ratten durch die Gabe von externem Glutamat zu Gehirnschädigungen an Geweben außerhalb der Blut-Hirn-Schranke. 1970 verbot die amerikanische Kontrollebehörde FDA, die bewusste Verwendung von Glutamat in Babynahrung, wenngleich Zugaben immer noch Exzitotoxine enthalten können.

Gesunde Erwachsene können in der Regel bis zu zwölf Milligramm Glutamat pro Tag ohne nennenswerte störende Empfindungen verkraften. Die FDA stuft dieses Exzitotoxine deshalb als generell sicher ein. ❖

Aspartam

Der künstliche Süßstoff Aspartam wurde vor mehr als 50 Jahren entdeckt und von der Lebensmittelindustrie als eine Wunsch-Substanz zum Kampf gegen überflüssige Pfunde ausgewählt. Aspartam bringt pro Gramm vier Kalorien in den Körper, also ebenso viel wie Haushaltszukker. Gleichzeitig ist es jedoch 200 Mal süßer, so dass nur eine Winzigkeit benötigt wird. Um diese geringe Kalorieneinsparung geht es. Sie genügt, damit Aspartam in mehr als 9.000 Diätprodukten mit dem Zusatz „light", „Wellness", „zuckerfrei" unter verschiedenen Markennamen erfolgreich vermarktet werden kann. Die erlaubte Dosis beträgt in der Europäischen Union 40 Milligramm pro Körpergewicht täglich.

Unter Wissenschaftlern ist dieser Süßstoff mit der Zulassungs-Nummer E 951 allerdings äußerst umstritten. Viele halten beispielsweise den unverdächtigen Konsum von Light Drinks für den schlechten Gesundheitszustand von Millionen junger Menschen mitverantwortlich.

Noch schlimmer könnten Aspartamwirkungen im Gehirn älterer Menschen sein.

Neurochirurg Dr. Russel L. Blaylock, Wissenschaftler an der Medical University of Mississippi, kämpft publizistisch nicht nur gegen die Verwendung von Glutamat in unseren Lebensmitteln, sondern mit gleicher Intensität auch gegen Aspartam. In seinen schriftlichen Arbeiten gibt es mehr als 500 Verweise auf wissenschaftliche Studien.

Wer die möglichen Aspartamrisiken googelt, benötigt starke Nerven. Vor allem geht es um durch Verstoffwechselung entstehende Nervengifte. Hier eine Auswahl von Symptomen, die in Studien mit Aspartam genannt wurden: Kopfschmerz, Schwindel, Übelkeit, Taubheit, Muskelkrämpfe, Hautausschlag, Übergewicht, Depression, Müdigkeit, Erregtheit, Herzrasen, Schlaflosigkeit, Sehprobleme, Angstattacken, Sprechstörung, Geschmacksverlust, Tinnitus, Gleichgewichtsstörung, Gedächtnisverlust und Gelenkschmerz.

Der künstliche Süßstoff ist weitverbreitet in Erfrischungsgetränken, Süßwaren, Backwaren, Milchprodukten, Backwaren, Backglasuren, Frühstücksflocken, Kaugummi, Instantkaffee, Pudding und unzähligen Fertiggerichten, in denen der Zuckerersatz gemeinsam mit Salz für eine reichere Geschmackswahrnehmung sorgt. Sogar als Geschmacksverbesserer in Medikamenten wird dieser Süßstoff eingesetzt. In Lebensmitteln wird er unter diversen Handelsnamen vermarktet.

Aus dem kristallinen Aspartam entsteht nach der Verdauung eine Lösung mit Methanol, mit zu 40 Prozent Asparaginsäure und zu 50 Prozent Phenylalanin. Sie kann in jedes Gewebe eindringen kann, nach Überwindung der Blut-Gehirn-Barriere dort auch in die weißen und grauen Zellen.

Die Asparaginsäure ist Bestandteil von Spargel und ursächlich für den seltsamen Uringeruch nach Spargelgenuss verantwortlich – es ist ihr Schwefelgehalt.

Die andere Aminosäure, Phenylalanin, wird für einige Menschen mit einer seltenen Zuckerstoffwechselstörung schnell sehr gefährlich. Sie können sie nicht abbauen, und diese Säure speichert sich im Gehirn ab, mit möglicherweise verheerenden Folgen. Deshalb muss auf Etiketten von Lebensmitteln mit Aspartam, auch unter den verschiedenen unauffälligen Handelsnamen, vor ihr gewarnt werden: „enthält Phenylalanin"

Phenylalanin kann den Spiegel des ausgleichenden Glückshormons Serotonin im Gehirn senken, was zu emotionalen Schwankungen und Stimmungsstörungen führen kann.

Zwei führende Organisationen für die Überprüfung und Zulassung von Lebensmitteln und Medikamenten bekennen eine positive Einstellung. Die amerikanische Lebensmittel-Medikamenten-Kontrolle, FDA, urteilte 2007: „... auch in Anbetracht verschiedener epidemiologischer Studien mit negativen Assoziationen sieht die FDA keine Veranlassung, ihren Beschluss hinsichtlich der Sicherheit von Aspartam als Süßstoff zu ändern."

Die European Food Safety Authority, EFSA, folgte 2009 den Vorgaben der FDA: „... kein Hinweis auf giftige oder krebserzeugende Potentiale."

Dessen ungeachtet stufen kritische Wissenschaftler Aspartam als den gemeinsamen Nenner für 92 unterschiedliche Krankheitsanzeichen ein. Viele bezeichnen diese Substanz als den gefährlichsten Nahrungszusatz von allen auf dem Markt.

Das Gehirn erkennt nicht, wenn es durch das gehäufte Auftreten in Tausenden Fertigprodukten plötzlich zu einer Überversorgung mit diesen Süßstoffmolekülen kommt, die sich in den Gehirnflüssigkeiten in hochgiftige Zustände addieren können. Als Neurotransmitter aktivieren und erregen sie Neuronen buchstäblich zu Tode. Der Versuch, im Notfall diese Substanz zurück zu pumpen, ist sehr energieaufwändig. Sobald die dafür vom Gehirn aufgewendete Leistung anderswo den Neuronen fehlt, kommt es auch aus diesem Grund bei ihnen zu kognitiven Defiziten.

Ein weiterer Bestandteil von Aspartam, Methanol, wird ebenfalls ahnungslos aufgenommen. Methanol wird in der Industrie als alkoholisches Lösungsmittel, Pestizid oder Alternativtreibstoff eingesetzt wird. Diese Substanz macht zwar nur ein Zehntel des Pulvers aus, aber Gehirnforscher sind der festen Überzeugung, dass es keine für Neuronen unschädliche Untergrenze für Gifte gibt.

Darüber hinaus könnte Aspartam zur Verschlechterung von chronischen

Krankheiten beitragen, und auch diese Liste wurde im Laufe jahrzehntelanger Auseinandersetzungen länger und länger: Gehirntumor, Multiple Sklerose, Epilepsie, Chronisches Ermüdungs-Syndrom, Parkinson, mentale Einschränkungen, Fibromyalgie, Diabetes und bei Einnahme während der Schwangerschaft Entwicklungsdefekte.

Sorgen bereitet in diesem Zusammenhang Wissenschaftlern auch noch eine weitere Erregungssubstanz namens Diketopiperazin, DKP, die sich während der Lagerung von Aspartamhaltigen Getränken entwickeln kann. Es wird befürchtet, dass DKP ein Wachstumsfaktor im Gewebe von Gehirntumoren ist.

Krebs wird ausdrücklich nicht ausgeschlossen. Forscher am National Cancer Instute in den USA suchten in einer Studie in den Daten von mehr als 500.000 Personen Hinweise auf mögliche kanzerogene Faktoren. Sie fanden: Krebs in den Lymphsystemen und in den blutbildenden Systemen, sowie Gehirntumore waren seltener bei jenen, die keine Aspartam-haltigen Getränke konsumierten.

Die Vielfalt der vermuteten Aspartamnebenwirkungen spiegelt die genetischen Unterschiede und die individuelle Beschaffenheit wieder. Diese Probleme können allmählich einsetzen, sie können plötzlich auftreten und sie sind unter Umständen akute Reaktionen auf innere Prozesse.

Das in Lebensmittelprodukten zweithäufigste Exzitotoxin Aspartam ist ebenfalls Bestandteil von hydrolisiertem Eiweiß. Als künstlicher Süßstoff ist es eine häufige Beimengung in Diätgetränken, Joghurt, Frühstücksflocken, Kaugummi, Pfefferminzbonbons und kaubaren Vitaminen und Medikamenten. ❖

L-Cystein

Auch die dritthäufigste als Exzitotoxin verwendete Aminosäure, L-Cystein, ist eine ebenfalls in natürlichen Quellen vorkommende unverdächtige Substanz mit Neurotransmitterpotenzialen. Für die Verwendung bei der Teigherstellung in der Backwarenindustrie wird diese Chemikalie aus Menschenhaar und Geflügelfedern hergestellt. L-Cystein ist überall da präsent, wo hydrolisiertes Eiweiß zum Einsatz kommt.

Die Aminosäure Cystein kann bei unbeabsichtigter Überdosierung im Körper gefährliche Nebenwirkungen starten. Jede Verwendung wird nur nach Absprache mit der Ärztin oder dem Arzt geraten. ❖

Domoinsäure

Ein selteneres Exzitotoxin, vor dem sensible Personen gewarnt werden, ist die Domoinsäure aus bestimmten Algen, die von Schalentieren verzehrt werden. Diese Chemikalie ähnelt körpereigenen Neurotransmittern. Es kann in der Gehirnregion Hippocampus zu einer Vergiftung kommen, die als Amnesic Shellfish Poisoning bezeichnet wird. Folgen sind: Erbrechen, Durchfall und Darmkrämpfe und in schweren Fällen Schwindel, Kopfschmerz, Verwirrung, Epilepsie und bleibender Verlust des Kurzzeitgedächtnisses. ❖

L-BOAA

Seit dem 17. Jahrhundert wird von Vergiftungserscheinungen nach dem Genuss von Kichererbsen und Platterbsensamen berichtet. Sie enthalten das Nervengift L-BOAA. Diese Säure wird auch als ODAP abgekürzt. Sie wirkt ähnlich wie Glutamat. Darüber hinaus hemmt es ein wichtiges Enzym in den Mitochondrien von Gehirnzellen und stört so die Energieerzeugung. ❖

Casein

Jener Eiweißanteil der Milch, der zur Produktion von Quark, Topfen und Käse verwendet wird, enthält die geschmacksverstärkende Glutamatsäure. Durch Casein drohen bei sensiblen Menschen gefährliche Allergien. Fitnesssportler andrerseits schwören auf Casein, besonders abends, da es bis zu acht Stunden lang verdaut wird und den Organismus lange Zeit mit Aminosäuren versorgt. ❖

Gehirnzerstörer

Wissenschaftlern betonen, dass generell die große Gruppe der Neurotoxine für jeden Einzelnen schädlich ist, auch für jene Personen, die nicht augenblicklich negative Reaktionen wie Kopfschmerzen, Übelkeit, Desorientierung, Depression oder Fibromyalgie zeigen.

Exzitotoxine aus Aminosäuren ohne Nährwert und ohne weitere wertvolle

Eigenschaften können in mehreren Dutzend Bezeichnungen auf einem Lebensmitteletikett erscheinen. Für MSG beispielsweise sind sechs verwendete Namen mit den Silben Gluta- und den Zulassungsnummern E 620 bis E 625 erlaubt. Es ist fast nicht möglich, sie alle in der Hektik des Einkaufs zu erkennen. Viele verbergen sich hinter der neutralen Bezeichnung Würze oder Aroma – in Hefeextrakt, Sojasoße, hydrolisiertes Gemüseprotein, Gelatine, Pektin, Trockenmilchpulver, Eipulver, Brühwürfel, Flüssigwürze. ❖

Mehr als 70 Erregungsauslöser

Niemand darf sich darauf verlassen, dass die Gesundheitspolitik oder staatliche Institute uns vor Exzitotoxinen schützen. Im Gegenteil: Nahrungsmittelhersteller dürfen sie verwenden und können unbehindert ihre Produkte mit Formulierungen wie „natürlicher Geschmack" oder „organisch" sogar aufwerten.

Mehr als 70 Erregungssubstanzen sind als Lebensmittelzusätze zugelassen und finden sich dementsprechend in verpackten und vorgefertigten Nahrungsmitteln wie Suppen, Soßen, Würzmischungen, Diätprodukten, Getränken, Chips und in den Angeboten der Fast Food-Ketten.

Freie Sauerstoffradikale oxidieren Fettmoleküle in den Zellmembranen. Dabei entsteht eine Substanz mit anticholinergen Effekten, die ebenfalls den Abtransport von Glutamat verhindert.

Auch diese Störung trägt zur Anreicherung von Glutamat im Gehirn bei. Wissenschaftler sehen auch in diesem Detail einen Beitrag, bestehende chronische Krankheiten zu verschärfen, etwa Arthritis, oder Herzerkrankungen, Arteriosklerose, Fibromyalgie und sogar Krebserkrankungen einzuleiten. Diese These deckt sich mit der Beobachtung, dass alle Erkrankungen des Nervensystems von Schädigungen durch aggressive Sauerstoffradikale begleitet werden.

Die Neurotoxingegner drängen besorgte Mitmenschen dazu, sozusagen zwei und zwei zusammenzuzählen und alle Exzitotoxine strikt zu vermeiden, im Zweifelsfall durch eine Haar-Analyse ihre derzeitige Belastung bestimmen zu lassen und sich einer Entgiftung von Glutamat und Aspartam zu unterziehen.

Sie haben ein starkes Argument: „Waren Sie je bei einem Arzt, und er konnte nicht herausfinden, was Ihnen fehlt? Dann denken Sie besser an Ihre Ernährung, an Ihre Umwelt, an die unzähligen chemischen Substanzen in Ihrem Alltag."

Blindheit auf einem Auge? Unverträglichkeit der Kontaktlinsen? Das Syndrom „unruhige Beine"? Durchfall? Blut im Stuhl? Brennen beim Harnlassen? Asthma? Haarausfall? Aspartam-Warner fühlen sich bestätigt …

Gleichzeitig muss eingeräumt werden, dass belastende Nahrungszusätze in der Regel nicht sofort dramatische Folgen zeigen. Nur einzelne, besonders empfindliche Zeitgenossen erleben schwere Zwischenfälle. In den meisten Fällen sind die Effekte fast unmerklich und entwickeln sich erst mit der Zeit zu einem Problem. Während Exzitotoxine vielleicht nicht die ersten Auslöser neurodegenerativer Schäden sind, bereiten sie solchen Erkrankungen den Weg und verschlimmern ihre Folgen. So manche Krankheit wäre ohne sie gar nicht erst aufgetreten.

Weite Kreise der Öffentlichkeit sind nicht darüber informiert, dass diese vermutlich giftig wirkenden Substanzen nicht nur in einigen wenigen Nahrungsmitteln versteckt sind, sondern in nahe zu allen industriell produzierten. Fast immer werden sie als angebliche Produktverbesserung hinzugefügt: als vermeintlich natürlicher Geschmack, als Gewürze, als Hefeextrakt, als texturierte Eiweißstoffe mit 45 bis 50 Prozent mehr Eiweiß, als Sojaeiweiß texturiert, als TVP, Abkürzung für Textured Vegetable Protein, und in weiteren Formen. ❖

Homocystein

Sowohl was wir nicht essen, als auch was wir essen, kann das Erkrankungsrisiko beinflussen und ebenso die Geschwindigkeit, mit der Fibromyalgie, Alzheimer oder Parkinson fortschreiten.

Bereits 1997 wurden an der Universität Göteborg, Schweden bei einer Studie an zwölf Frauen sowohl mit Fibromyalgie als auch mit dem Chronischen Erschöpfungssymptom erhöhte Spiegel an Homocystein in der Gehirnflüssigkeit nachgewiesen. Das Gehirngewebe insgesamt war geschrumpft. Gleichzeitig wurde ein Mangel an Vitamin B 12 festgestellt. Die Aminosäure Homocystein gilt auch als auslösender Faktor der Zerstörung von Gehirnzellen bei Patienten mit Alzheimer. Im Gegenzug können die unterschiedlichen Vitamine der sehr gehirnfreundlichen B-Familie gefährliche Vorkommen unterdrücken.

Homocystein ist ebenfalls eine natürlich im Körper vorhandene Aminosäure, die benötigt wird, sich jedoch nicht anreichern darf. Aus ihr werden Eiweißmoleküle und Nukleinsäuren zur Speicherung der Erbinformationen gebildet. Danach muss Homocystein unter Wirkung von Folsäure, die früher als Vitamin B9 und B11 geführt wurde, sowie von den Vitaminen B6 und B12 abgebaut und entsorgt werden. Dieser wichtige Abbau wird bei einem Defizit an diesen Vitaminen gehemmt. Dadurch erhöht sich allmählich die Einlagerung dieser Aminosäure. Hohe

Homocysteinwerte werden in der Regel auch bei Vorliegen von Nierenleiden, bei einer Schilddrüsenunterfunktion, parallel zur Einnahme sehr häufig verschriebener Medikamente, beispielsweise gegen Diabetes, und bei einer Störung von Enzymfunktionen gemessen.

Eine zunehmende Zahl von Wissenschaftlern ist überzeugt, dass solche Stoffe eine kritische Rolle bei der Entwicklung von Nervenstörungen, Migräne, Krämpfen, Infektionen, endokrinen Störungen, bei bestimmten Formen von starkem Übergewicht und vor allem bei einer Reihe von Erkrankungen im Nervensystem haben, wozu auch in diesem Zusammenhang ALS, Parkinson, Alzheimer und Muskulaturhypotonie zählen.

Gefäße zählen zu den ersten Opfern dieser Aminosäurenschädigung, weshalb Herz-Kreislauf-Erkrankungen, Gefäßverschlüsse, Schlaganfall, aber auch neurodegenerative Krankheiten wie kognitiver Leistungsabfall, Fibromyalgie, Alzheimer und Parkinson fast unausweichlich sind. ❖

Nahrungsmittelunverträglichkeit

Wissenschaftlich ermittelte Beweise belegen in zunehmendem Umfang, dass die Entstehung einer schmerzvollen Fibromyalgie auch eine Folge von Nahrungsmittelunverträglichkeit ist. Dazu passt die Tatsache, dass dieses Leiden mit anderen Krankheiten überlappt, die in diese Richtung weisen. Am häufigsten ist es das Reizdarmsyndrom mit einem Schwerpunkt zwischen dem 30. und 50. Lebensjahr. Das gilt für bis zu 81 Prozent der Patienten. Sie berichteten anfänglich von starken Schmerzen im Rücken, in den Gelenken und in den Muskeln, ohne zu ahnen, dass ihre enormen Beschwerden auch die Diagnosekriterien der Fibromyalgie erfüllen. Wieder ist ein Geschlechterunterschied sehr deutlich: Frauen sind doppelt so oft betroffen wie Männer. Das Robert Koch-Institut registriert mehr als 200.000 Lebensmittelvergiftungen pro Jahr. In Wirklichkeit könnten bis zu vier Millionen Menschen von Bakterien, Sporen und Pilzen betroffen sein, die unbemerkt in den Körper eingeschleust werden. Erreger sind entweder selbst toxisch oder sie scheiden giftige Substanzen aus. Sie befallen die Darmschleimhaut und starten Entzündungsprozesse.

Eine Nahrungsmittelunverträglichkeit kann auch die Reaktion eines Körpers auf eine nicht giftige Substanz wie etwa Histamin oder Lactose ein.

Zur Zeit gibt es noch Fragen zur Entstehung der beiden häufig gemeinsamen Leiden Fibromyalgie und Reizdarm, doch Studienergebnisse weisen stark auf Störungen und Beschädigungen im Zentralen Nervensystem hin. Das verbindet sie mit weiteren rätselhaften Krankheiten, wie beispielsweise Chronisches Müdigkeitssyndrom, Migräne, Syndrom der ruhelosen Beine oder nächtliche Bewegungsstörung und Kiefergelenkserkrankung. Besondere Bedeutung kommt einer posttraumatische Belastungsstörung nach schwerem seelischen Stress zu, zum Beispiel nach einem Überfall aus sexuellen Motiven, nach einem Kriegserlebnis oder nach einem schweren Verkehrsunfall.

Die Reaktionen im irritierten Nervensystem starten mit der übermäßigen Freisetzung von Neurotransmittern und Neuromodulatoren im peripheren Nervensystem für Schmerzübertragungen, gefolgt von einer Übererregung. Gemessen werden höhere Spiegel von Entzündungsmarkern, die im Verlauf von entzündlichen Prozessen von der körpereigenen Abwehr eingesetzt werden. Typischerweise sind es spezielle Eiweiße, Serotonin, Histamine, Prostaglandin und die Substanz P aus dem Rückenmark. In diesem Umfeld besetzen die Neurotransmitter Glutamat und Aspartam eigene Rezeptoren an den Nervenzellen und treiben die Nervenreizung auf das höchste Niveau.

Speziell der Glutamateffekt entlang der Schmerzleitungen des Zentralen Nervensystems wurde auch in weiteren neurologischen Störungen nachgewiesen, und zwar bei Alzheimer, bei der Amyotrophen Lateralsklerose, ALS, einer degenerativen Krankheit des motorischen Nervensystems, bei multipler Sklerose, bei Epilepsie und bei der Zwangsstörung, OCD.

In allen Studien zeigte sich, dass eine genügend hohe Dosis an Glutamat oder vergleichbaren Erregungssubstanzen Nervenzellen bis zu ihrer Zerstörung befeuern kann.

Auch wenn es noch Jahre oder Jahrzehnte dauern kann, bis Endgültiges über die Wirkung von Exzitotoxinen im Zusammenhang mit konkreten Erkrankungen gesagt werden kann, ist es angeraten, sie kritisch einzustufen und als mögliche Auslöser von Problemen anzuerkennen. So wird Menschen mit Neigung zu Epilepsieanfällen konkret geraten, nicht nur Gehirnverletzungen, neurologische Probleme, bestimmte Nahrungsmittel, Medikamente Hormone und Emotionen als mögliche Auslöser von Anfällen zu sehen, sondern auch Nahrungszusätze. Als Gesprächspartner werden homöopathische oder traditionelle Ärzte empfohlen. ❖

Attacken gegen das Hormonprinzip durch Endokrine Disruptoren – 800 Problemstoffe

Ähnlich wie das neuronale Netzwerk wird auch das unmittelbar damit verbundene System der Hormone durch Substanzen von außen massiv gestört.

Viele Umweltgifte und Umweltchemikalien, die wir mit der Nahrung oder mit dem Trinkwasser aufnehmen, haben sowohl im weiblichen wie im männlichen Körper Eigenschaften, die sich die meisten Patientinnen oder Patienten nicht vorstellen können: Sie verhalten sich wie die Sexualhormone Östrogene, oder aus ihnen werden Substanzen gebildet, die deren hormonelle Wirkungen nachahmen können.

Diese Fremdstoffe werden als Xenoöstrogene klassifiziert, im Gegensatz zu Pflanzensubstanzen mit ebenfalls estrogenartiger Wirkung, die Phytoestrogene genannt werden, und zu den in Medikamenten eingesetzten Estrogenen.

Xenoöstrogene entstammen zum größten Teil der Erdölchemie. Wissenschaftler unterscheiden rund 800 verwandte Stoffe.

Diese Fremdstoffe aus der Umweltchemie heißen wegen ihrer Effekte Endokrine Disruptoren, wörtlich: Hormonwirkungsunterbrecher. Dennoch können wir ihnen in Plastikweichmachern, in Spielzeug, in Lebensmittelverpackungen, in Wasserflaschen aus Kunststoff, in Teppichen, in Anstrichen, in Kosmetika oder in Plastikmöbeln begegnen.

Ihre Wirkungen betreffen vor allem die Gehirnareale. Das geschieht über verschiedene Wirkmechanismen, meistens durch Störungen der Neurotransmitterfunktionen.

Endokrin wirkende Chemikalien stehen auch in einem rätselhaften Zusammenhang mit niedrigen Spiegeln des Vitamins D im Blut. Das ist die Aussage einer Studie* an der University of Michigan School of Public Health, Ann Harbour in Michigan, im September 2016. Die Autorin, Lauren E. Johns, verglich Messwerte für Phthalate und Bisphenol A, BPA, im Urin von Personen aus dem National Health and Nutrition Examination Survey, NHANES, in den Jahren 2005 bis 2010 mit dem Vitamin D-Vorkommen im Blut. Ergebnis: je mehr Xenoöstrogene, umso weniger Sonnenvitamin. Es ist genau dieses Vitamin D, das mit Serotonin die Schmerzleitungsbahnen reguliert und bei vielen Patienten mit Fibromyalgie fehlt!

***(Quelle: Johns L, et al: Relationships between urinary phthalate metabolite and bisphenol A concentrations and vitamin D levels in U.S. adults: National Health and Nutrition Examination Survey (NHANES), 2005–2010, Journal of Clinical Endocrinology & Metabolism 2016; DOI: 10.1210/jc.2016-2134).**

Phthalate sind Plastikweichmacher, BPA ist ein Kunstoffbestandteil.

Aussage aus der Studie: „Nahezu jede Person ist endokrin wirkenden Stoffen wie BPA und Phtalaten ausgesetzt."

Eigentlich gibt es drei unterschiedliche Hormonsysteme. Komplette Organe oder ausgedehnte Gewebekomplexe werden durch größere Mengen aus den Drüsen erreicht. Botenstoffe in der lokalen Gewebsflüssigkeit koordinieren die benachbarten Zellverbände mit den Organen. Einige Botenstoffe wirken in winzigster Dosierung nur innerhalb einer Zelle, in der sie entstehen.

Viele Gewebe sind zur Hormonbildung fähig: die Haut, das Herz, die Nieren, die Leber, der Magen-Darm-Trakt, Ovarien und Hoden sowie die Lunge. Die gleiche Substanz kann in diesem oder jenem Organ als Hormon und in den Arealen des Gehirns als Neurotransmitter fungieren.

Typisches Beispiel ist die winzige Hypophyse im Zwischenhirn, die auch Hirnanhangdrüse genannt wird. Sie ist Neuronenzentrale und gleichzeitig die Schnittstelle des Gehirns für die Freisetzung von insgesamt neun Hormonen zur Steuerung der inneren Uhren, von Wachstum, des Stoffwechsels und der Fortpflanzung.

Im Hormonsystem geben nicht elektrische Impulse, sondern chemische Signalstoffe aus Drüsen den Takt und den Ton vor. Sie werden vom Blutstrom im Körper verteilt. Zielzellen besitzen außen oder in ihrem Inneren geeignete Kontaktpunkte, Rezeptoren genannt. Sie erkennen spezielle Botenstoffe und werden durch sie zu Reaktionen veranlasst. Die Botschaften der Hormonsubstanzen werden jedoch nur verstanden, wenn zwischen Rezeptor und Botenstoff eine Art Schloss-Schlüssel-Verbindung entsteht.

In Wasser lösliche Hormonsubstanzen erfüllen diesen Zweck, während sie außerhalb der Zelle bleiben. Entweder es genügt dieser Impuls, oder durch das Andocken wird im Inneren der Zelle die Freisetzung eines eigenen Botenstoffes gestartet.

In Fett lösliche Hormone gelangen ins Zellinnere und sind sogar zur Aktivierung eines Gens fähig.

Ein Nervenbefehl durch einen Neurotransmitter wird rasch übermittelt, 100 Meter pro Sekunde, und wirkt nur kurz. Wie bei einem Telefonanruf erreicht er exklusiv einen Empfänger. Ein Impuls durch ein Hormon überwindet in zwei Sekunden nur einen Meter, doch die eingetretene Wirkung richtet sich wie bei einer Rundfunkausstrahlung an alle eingeschalteten Empfänger und hält länger an.

Hormone wirken in geringsten Konzentrationen im Blut. Die Produktion und die Freisetzung werden durch Releasinghormone gefördert. Die Leber neutralisiert diese chemischen Botenstoffe, und über die Nieren werden sie im Urin ausgeschieden.

Die Spiegel der Hormone im Blut werden durch Regulierungssysteme kontinuierlich streng kontrolliert. Eine zu hohe Konzentration wird durch hemmende Steuerhormone vermieden. Ihr Einsatz wird durch Rückmeldesysteme gesteuert.

Der Blick fällt einmal auf den Nervus sympathicus mit besonders sensiblen Fasern für die Schmerzempfindung der Eingeweide. Dieser Grenzstrang ist der wichtigste Partner im vegetativen Nervensystem, das nach dem lateinischen Wort vegetare für anreizen benannt wird. Seine Erregung führt zu Blutdruckanstieg und setzt die Freisetzung von Hormonen aus den Drüsen herab.

Das zweite, vielleicht noch wichtigere System zur Abfederung von Stress wird angeführt von der Chefetage des vegetativen Nervensystems, dem Gehirnareal Hypothalamus und dem damit verbundenen kirschgroßen Drüsenorgan der Hypophyse. Sie produzieren Neurohormone. Einer von sieben Schaltkreisen des Körpers für die Organisationskräfte, die neurovaskuläre Kette, verbindet diese Gehirnorgane mit den Nebennieren. Diese paarige Hormondrüse produziert an die 50 Botenstoffe. Die bekanntesten sind Cortisol, Cortison und DHEA. ❖

Chaos in der Schmerzverarbeitung

Seltsamerweise sind auch die körpereigenen Schmerzunterdrükkungsstoffe, die Opioide, sind bei Fibromyalgie erhöht. Normalerweise sollte die Präsenz dieser Nervenbotenstoffe die Schmerzsignale abschwächen. Der Umstand, dass ihr Spiegel ansteigt und dennoch übertrieben starke Schmerzen empfunden werden, ist ein Warnsignal. Es verdeutlicht, dass Betroffene aus dem Schmerzkreislauf nicht mehr herauskommen – das System der Schmerzsteuerung durch besondere Neurotransmitter erlebt eine Dysfunktion, eine massive Störung.

Diese Substanzen finden viele Opioidrezeptoren im Gehirn und im Rükkenmark. Sie aktivieren Effekte der Belohnung und der Unterdrückung der Schmerzweiterleitung. Das Gehirn selbst produziert zusätzlich Endorphine, die ebenfalls die gleichen Rezeptoren besetzen.

Das Glückshormon Serotonin hält diese Substanzen auf niedrigem Niveau, bis durch bestimmte Umstände eben die höhere Ausschüttung einen Sinn macht. Da bei Fibromyalgie Serotonin erniedrigt ist, werden die Schmerzunterdrücker öfter ausgeschüttet, bleiben aber ohne Wirkung.

Die Wirkungen der körpereigenen Opioide und Endorphine sind nicht konsequent und erklären viele abrupte Veränderungen im Stresssystem. Mehr Opioide sind eine Folge, nicht eine Ursache von Fibromyalgie. Aus diesem Überblick wird deutlich, dass der ganze Körper von einer fehlenden Balance der Neurotransmitter und von Problemen der Hormone betroffen wird. ❖

Östrogendominanz

Einzelne Zellen, Gewebestrukturen, Organe und unsere geistigen Funktionen sind unter normalen Bedingungen zu intelligenten gemeinsamen Reaktionen auf Bedürfnisse und Herausforderungen möglich. Doch die erlebte Realität rückt diesen Idealzustand für immer mehr Menschen in weite Ferne. Aus intelligenter Abstimmung werden unkontrollierbare Kettenreaktionen

Es wird zum Beispiel unterstellt, dass lange Perioden von Stress körperlicher oder seelischer Art in den Blutgefäßen die Grundspannung krankhaft erhöhen. Schon diese Veränderung führt zu wiederholten übertriebenen Belastungen jeder Art führen, auch im System der Schmerzwahrnehmung. Daraus entwickelt sich ein generell aufgepeitschtes Stresshormonsystem entlang der Hypothalamus-Hypophyse-Nebennieren-Achse. Der Organismus stellt sich auf Anstrengung ein – Kampf oder Flucht – und stimuliert mit Insulin und Cortisol die Energieversorgung. Auf Dauer kann die Überaktivierung der Hypothalamus-Hypophyse-Nebennieren-Achse schwere Stoffwechselentgleisungen herbeiführen, zu denen Diabetes, Fettsucht und Osteoporose gezählt werden.

Weil durch chronischen Stress auch eine schwere Depression entstehen kann, hemmen Antidepressiva gleichzeitig die Freisetzung von Hormonen der Nebennieren.

Aus der Umwelt kommen jetzt auch noch Endokrine Disruptoren ins Spiel.

Von Xenoöstrogenen ausgehende Gefahren sind in ihrer Vielfalt begründet und auch in der Tatsache, dass die Allermeisten von uns gleichzeitig mehreren derartigen Hormonstörern ausgeliefert sind.

Schon diese wenigen Beschreibungen machen deutlich, zu welchem Wirrwarr im Auf und Ab der Nervenvernetzungen und des Hormonsystems durch verschiedene Arten von schweren Belastungen es kommen kann.

Wird der Östrogenspiegel durch die zusätzliche fremde Hormonwirkung zu hoch, entwickelt sich eine Östrogendominanz. Sie unterdrückt unter anderem das Schwesterhormon Progesteron, das einen sehr beruhigenden Effekt auf die Stimmung ausübt.

Schäden können buchstäblich an jeder Stelle böse Folgen haben.

Eine Östrogendominanz aus der Umwelt droht Frauen und Männern gleichermaßen. Dazu muss betont werden: Auch der männliche Organismus benötigt Östrogene und erzeugt sie sich in aller Regel in genügender Menge selbst: für die Samenreifung, in Blutgefäßen, im Gehirn, und in den Fettzellen. Zu viele Östrogene machen jedoch doppelt dick, denn sie aktivieren die Umwandlung von Glukose in Speicherfett, das selbst wieder den Östrogenspiegel erhöht. Ein Teufelskreis. Wenn Fibromyalgie als Folge einer andauernden Stresserkrankung durch erhöhte physische und psychische Belastungen entstanden ist, reagieren die betroffenen Systeme sowohl überaktiv, als auch gehemmt. Sie wiederum werden Opfer einer gravierenden Funktionsstörung der Neurotransmittersysteme, beispielsweise durch Überbelastung, Übererregung oder toxische Schädigung von Nervenzellen.

Die Störungen der Neurotransmitterkommunikation untereinander betreffen auch Hormone und Nervenbotenstoffe, die unsere inneren Uhren regulieren wie etwa das Melatonin. Ebenso lösen übertriebene Stressreaktionen hemmende Effekte auf Substanzen wie Serotonin, Dopamin und Noradrenalin aus, deren Spiegel deutlich reduziert werden. Gleichzeitig vermehrt sich die eine oder andere Substanz. ❖

Falsche Hormone, echte Effekte

Die künstlichen Hormonstoffe docken an denselben für die natürlichen Botenstoffe vorgesehenen Rezeptoren an, an Eiweißmolekülen im Blut und an speziellen Organen, zum Beispiel in der Brust. Sie werden direkt bis zum Zellkern durchgelassen und üben zum Teil stärkere Effekte aus als echtes Östrogen. Sie stimulieren die Immunabwehr bis zu einer gefährlichen Übertreibung, die Autoimmunerkrankungen fördert. Der zu hohe Hormoneinfluss verschlechtert die Blutzuckerwerte, riskiert Insulinresistenz, reduziert den zur Verfügung stehenden Sauerstoff in jeder Zelle, beeinflusst die Schilddrüse, verstärkt die Speicherung von Wasser und Salzen in den Geweben und erhöht einige Krebsrisiken. Es kommt zu Störungen im Knochenstoffwechsel mit Verlust an Knochenmasse.

Auf die gleiche Weise können die künstlichen Hormone auch Auswirkungen auf die Nervennetze der Psyche haben und depressiv und schlaff machen.

Hormonell wirkende Umweltschadstoffe erschweren bedeutenden Drüsen das regelrechte Funktionieren, wovon der Hypothalamus mit der Hypophyse, die Schilddrüse, bei der Frau schließlich auch die Eierstöcke und bei beiden Geschlechtern die Nebennieren betroffen werden. Diese negativen Einflüsse spiegeln sich auch in einer erniedrigten Produktion oder Freisetzung der Hormonvorstufen und Hormone DHEA, Serotonin und Melatonin wieder.

Auf diese Weise ermöglichen hormonell wirkende Stoffe aus der Umwelt die Entstehung schwerer Erkrankungen. Chronischer Stress fordert den Nebennieren als Quelle der Cortisolbereitstellung Höchstleistungen ab, was im Laufe der Zeit zu einer Erschöpfung dieser Drüsen und zu einer verminderten Cortisolausschüttung führt. Mit der Zeit verliert dieses Hormon seine Fähigkeit zur Entzündungskontrolle, weil die Gewebe resistent werden.

Auch Faktoren des modernen Lebensstils haben ähnliche Effekte, nämlich Bewegungsarmut, Schlafmangel, überdurchschnittlich hohe Aufnahme von Fetten und Kohlenhydraten. Sie verstärken noch die Fehlsteuerung der körpereigenen Systeme der Krankheitsabwehr. Insulinresistenz und Stoffwechselstörungen treten vermehrt auf.

Abhilfe schafft das aus Aminosäuren gebildete Eiweiß Glutathion, dessen Moleküle Xenoöstrogene und Schwermetallmoleküle von den Rezeptoren an den Zellwänden oder in den Zellen verdrängen. Mit Broccoli, Petersilie, Spinat und anderen Lebensmitteln nimmt der Körper dieses lebensnotwendige Eiweiß auf und speichert es bis zu seinem Bedarf, vor allem in der Leber. Im Alter nimmt diese sinnvolle Versorgung aus ungeklärten Gründen ab. ❖

Schmerzunterdrückendes Melatonin

Zunehmend rückten in der Betrachtung der Fibromyalgie auch deshalb Störungen im Hormonsystem in den Blickpunkt. Im Mittelpunkt stehen zwar das Glückshormon Serotonin und das Mutterhormon der Chronobiologie, Melatonin. Doch eine Reihe weiterer hormonaler Botenstoffe ist bei Fibromyalgie auffällig.

Während Melatonin in allen Organen den Schlaf-Wach-Rhythmus steuert, beeinflusst es auch die Schmerzverarbeitung im Gehirn. An dieser verblüffenden Erkenntnis besteht seit einer Veröffentlichung in der Fachzeitschrift „Life Sciences" in 2009 kein Zweifel mehr. Es ist die führende Plattform für neue wissenschaftliche Erkenntnisse zu molekularen und zellularen Prozessen. Wissenschaftler aus Mexiko berichteten damals erstmals ausführlich über Melatonin als Schmerzregulierer. Das Hormon kann über Umwege sogar jene Rezeptoren aktivieren, über die schmerzdämpfend Opioid-Schmerzmittel die Verarbeitung und Weiterleitung von Schmerzreizen hemmen, wie das aus Opium gewonnene Morphin. In der Studie heißt es konkret: „Die gegen die Schmerzwahrnehmung gerichtete Wirkung von Melatonin wurde in mehreren Schmerzgruppen bewertet, und die Untersuchungen belegen eine schmerzunterdrückende Wirkung im Rückenmark und darüber im Kopf bei akutem und entzündlichem Schmerzgeschehen. Erst jüngst wurden die Effekte auch bei Schmerzzuständen durch Nervenschädigungen nachgewiesen."

Das ist umso interessanter, seitdem bekannt wurde, dass Patienten mit Fibromyalgie häufig auch eine zu niedrige Melatoninproduktion erreichen. An Betroffenen wird vor allem in der nächtlichen Delta Phase IV, dem Abschnitt für Tiefschlaf und Erholung, anhaltende Unruhe gemessen. Der Mangel an erholsamem Schlaf steht in direktem Zusammenhang mit der chronischen Müdigkeit.

Das Schlafhormon wird den ganzen Tag über in geringer Menge produziert und ins Blut abgegeben. Bei Einbruch der Dunkelheit wird die Steigerung um das Achtfache benötigt, um die einzelnen Organe durch die Melatonininformation auf den Nachtbetrieb umzustellen. Die meisten Älteren sind zu einer ausreichend hohen Melatoninproduktion nicht fähig.

Zu den Haupteffekten der Fibromyalgieerkrankung zählen schwere Schlafstörungen und chronische Müdigkeit. Deshalb wird vermutet, dass ein Mangel an Melatonin auf zwei Wegen zur Problematik beiträgt: einmal durch die Störung des natürlichen 24-Stunden-Rhythmus und auch durch das Versagen als körpereigene Schmerzbremse.

Die Einnahme von Melatonin hat schon oft zur Verbesserung der Fibromyalgiesymptome beigetragen.

Wie viele Hormone erfüllt Melatonin zahlreiche Funktionen. Seine Fähigkeiten, neben der Synchronisierung der inneren Uhren die Schmerzverarbeitung zu beeinflussen und sogar chronische Schmezzustände zu bessern, versprechen an unerwarteter Stelle Hoffnung für Menschen mit Fibromyalgie. Diese optimistische These wird auch von dem führenden Melatoninforscher Dr. Russel J. Reiter, mitgetragen. Er hält nicht-erholenden Schlaf für eine weitere Erkrkankungsursache bei Fibromyalgie und Chronic Fatigue Syndrome (Quelle: Dr. Russel J. Reiter, „Melatonin: Breakthrough Discoveries That Can Help You").

Die Erforschung der Fibromyalgie war in den zurückliegenden Jahren von einem Problem unbeständiger Ergebnisse gebremst. Das betrifft sowohl Ergebnisse von Studien, wie Erfahrungen einzelner Betroffener. So berichten einige Patienten über Melatonin, dass die Einnahme beim Einschlafen hilft, dass dieses Schlafhormon auch beruhigt, dass es die Schmerzempfindlichkeit senkt, dass es durch besseren Schlaf die kognitiven Leistungen tagsüber steigert, dass es Symptome des Reizdarms abschwächt, ebenso Menstruationsschmerzen, und dass es saisonal bedingte Depressionsphasen erleichtert.

Patienten mit Diabetes messen niedrigere Glucosewerte.

Erwiesen ist, dass dieses Mutterhormon der Chronobiologie anti-entzündlich und anti-oxidativ wirkt und so fundamental die Voraussetzungen für mehr Gesundheit unterstützt.

Mögliche Interaktion von Melatonin mit anderen Substanzen oder verschreibungspflichtigen Medikamenten sind überschaubar. Koffein kann kontra-produktiv wirken, ebenso eine bestimmte Gruppe von Antidepressiva.

Melatonin selbst kann Effekte einer Gruppe von Medikamenten gegen Herzprobleme und gegen Bluthochdruck mildern. Auch deshalb sollte Ihre Ärztin oder Ihr Arzt über dieses verschreibungspflichtige Hormon, das in einigen Urlaubsregionen rezeptfrei erhältlich ist, Bescheid wissen. ❖

Noradrenalin

Eine weitere doppelte Funktionssubstanz als Neurotransmitter und als Hormon ist das Noradrenalin, auch Norepinephrin genannt. Er wird in der Nebennierenrinde unter Mitwirkung von Enzymen und Vitamin C gebildet.

Forschung deutet darauf hin, dass die meisten Patienten mit Fibromyalgie auch einen Mangel an diesem Stoff aufweisen. Er ist im Gehirn und im System des Nervus sympathicus ein Antreiber und stimuliert als Neurotransmitter die Stimmung. Im Körper erhöht Noradrenalin den Blutdruck durch Engerstellung der Gefäße. Eine niedrige Produktion erklärt vermutlich, warum Freude und Begeisterung nicht zu den typischen Begleiterscheinungen dieser Krankheit zählen. Auch bei chronischer Müdigkeit tritt diese Unterproduktion auf. Die Erhöhung der Verfügbarkeit ist oft positiv besetzt. ❖

Neurotrophin

Bis zu vierfach erhöht ist bei Patienten mit Fibromyalgie andrerseits ein spezielles Eiweiß, Neurotrophin, mit vielen Eigenschaften wie ein Hormon. Es überträgt als Signalstoff Informationen von Nervenzelle zu Nervenzelle. Die deutsche Bezeichnung Nervenwachstumsfaktor, NGF, macht deutlich, dass dieses Eiweiß unter normalen Umständen unerlässlich für die Wachstumssteuerung, für die Versorgung mit Nährstoffen und für die Teilung von Nervenzellen ist. Das klingt gut, hat aber einen hohen Preis: Schmerzsensible Rezeptoren an Nervenzellen überreagieren, wenn NGF in hoher Dosis freigesetzt wird. Erhöhte Konzentrationen an NGF werden bei den meisten schweren entzündlichen Prozessen gemessen. Als Begleiterscheinung kommt es im stark aktivierten Nervengewebe zu übersteigerter Schmerzwahrnehmung und Schmerzweiterleitung an das Gehirn. Der Nervenwachstumsfaktor ist verantwortlich für die Schmerzen, wenn verletztes Gewebe sich entzündet. Jede Überversorgung mit NGF im Gewebe deutet auf einen außergewöhnlichen Reparaturbedarf hin. ❖

Substanz P

Durch die verstärkte Aktivität des Nervenwachstumsfaktors Neurotropin wird ein weiterer Neurotransmitter alarmiert und vermehrt zur Verfügung gestellt, der ebenfalls bei Inflammation und Schmerzentstehung dominant ist. Es handelt sich um eine Flüssigkeit, die mit dem Buchstaben P gekennzeichnet wird. Diese Substanz P befindet sich im gemeinsamen schlauchähnlichen System von Gehirn und Rückenmark. Für eine als verschärfte Heilungsmaßnahme geplante Entzündungsvariante erweitert die Substanz P nach ihrer Freisetzung die Blutgefäße, durch die entzündungshemmende Eiweiße und andere Substanzen in das bedrohte Gewebe geleitet werden. Sie erhöht die Gewebetemperatur, während sie weitere aggressive Stoffe der Immunabwehr mobilisiert, etwa Zytokine. Auch Prozesse der Blutgerinnung, der Blutdruckkontrolle und der Schmerzwahrnehmung werden davon berührt.

Rezeptoren für diese Substanz finden sich außer in den Gliazellen des Gehirns und im Nervensystem überall in den Geweben, in den Innenschichten der Gefäße für Blut und Lymphflüssigkeit, im Bindegewebe, in den weißen Blutkörperchen und in mehreren Organen.

Die bei Fibromyalgiepatienten erhöhten Spiegel der Substanz P verstärken auch die Sensibilität von Nervenzellen, sowie anderer Körperzellen.

Über die Substanz P weiß die Wissenschaft noch zu wenig, doch es steht fest, dass sie in den Geweben unmittelbar die Fähigkeit zur Verteidigung gegenüber Krankheitserregern, zur Freisetzung von Stresshormonen, zur Reparatur und für andere Überlebensstrategien aktiviert. Ein Beispiel: Viele Rezeptoren für die Substanz P und für andere Neurotransmitter wie Serotonin, Dopamin und, Histamin befinden sich in einem Schaltzentrum des Gehirns, der Modulla. Angst, Depression, Stress und Nervenerneuerung werden hier gesteuert. Auch die Schaltstelle für Brechreiz befindet sich hier, und ihr wichtigster Botenstoff ist im Gefahrenfall, aber auch bei Chemotherapie, die Substanz P.

Es passt zur Rolle der Substanz P als allererster Verteidigungsstoff, dass sie auch verstärkt freigesetzt wird, wenn ein Gewebe Giftstoffe wie Feinstaub und ähnliche Belastungen registriert. Das gilt auch für viele andere schädliche Umweltsubstanzen.

Erhöhte Substanz P-Vorkommen im Blut oder im Gewebe werden so zahlreich mit Krankheiten in Verbindung gebracht, dass es nicht möglich ist, auf Ursache oder Wirkung zu schließen: Erkrankung der roten Blutkörperchen, entzündliche Darmerkrankung, schwere Depression, Rheuma, Atemwegsinfekte, Virusinfektionen und Krebs. Immer droht bei dieser starken Beanspruchung des Immunsystems erhöhte Schmerzempfindung.

Auch wegen dieser Zusammenhänge wird vermutet, dass ein viraler Auslöser das Fibromyalgiesyndrom starten kann. ❖

Cortisol

Immer wieder fällt der Blick auf Cortisol, unser wichtigstes Hormon zur Bewältigung besonderer Herausforderungen. Ohne die aktivierenden und fördernden Eigenschaften dieser Substanz aus der Nebenniere wären wir nicht lebensfähig. Sie entsteht durch Umwandlung von Kortison und erzeugt dank hoher Bioverfügbarkeit starke Wirkungen an speziellen Rezeptoren.

Dieses Hormon ist ein wahrer Freund, weil es unter gesunden Umständen für vernünftige Verhältnisse sorgt. Es begrenzt Entzündungen auf das normale Maß. Es verhindert überschießende Abwehrreaktionen des Immunsystems – was allerdings zur Folge hat, dass ein stetes Zuviel an Cortisol diese entscheidenden Schutzkräfte unterdrückt und bremst, ohne dass ein vernünftiger Anlass zur Abschwächung besteht. Menschen mit hohem Cortisolspiegel haben ein vermindertes Abwehrsystem gegen Krankheitsauslöser.

Prinzipiell schützt Cortisol den Körper durch intelligente Maßnahmen vor den Folgen von Stress. Die Hilfe kommt in erster Linie dem Gehirn zugute. Da es das dominierende Schaltorgan ist, muss die hohe Versorgung der grauen und anderen Zellen mit Glucose im Blut gesichert sein. Über die Hypothalamus-Hypophyse-Nebennieren-Achse aus mehreren Drüsen, die auch Stresshormonsystem genannt wird, erfolgt die Freisetzung von Cortisol. Der Gehirnabschnitt Hypothalamus ist der Chef, die Nebennieren sind das dominierende Personal. Über hormonelle Regelkreise ist auch die Schilddrüse eng eingebunden.

Negative Rückkoppelung bremst wie jede Drüsentätigkeit auch das Cortisol, sobald der nötige Bedarf gedeckt ist. Unter normalen Bedingungen erreicht Cortisol zum Tagesanfang zwischen fünf und acht Uhr seine Höchstwerte. Danach sinkt der Spiegel langsam und ständig bis vier Uhr früh auf seinen Tiefstwert. Jedoch übermäßiger und chronischer Stress – wenn der Chef immer schreit – hebeln diese Abstimmungen aus, und die Freisetzung des urzeitlichen Flucht-oder-Kampf-Hormons Cortisol wird fehlgesteuert.

Ein vergleichbarer Effekt mit zu hohem Cortisoleinsatz entsteht durch hohe Dauerbeanspruchungen in der heutigen Zeit.

Da bei Stress zuallerst der Energiebedarf des Gehirns ansteigt und zu berücksichtigen ist, übernimmt das Hormon Cortisol die Herrschaft. Das Stresshormon bremst die Blutzuckeraufnahme in der Peripherie, also gehirnfern. Cortisol startet über die Nahrung hinausgehend die weitere Glucosebereitstellung. Cortisol veranlasst die Leber zur Freigabe von gespeicherter Glucose und unterstützt weitere Hormone in der Verarbeitung von Fetten und Eiweißen. Auch die Hormone der Schilddrüse mischen bei der vermehrten Energiegewinnung aus dem Abbau von Reserven mit.

Anhaltend hohe Cortisolspiegel erhöhen den Blutzucker, und da er letztendlich doch nicht verbraucht wird, prädestiniert uns das auf Dauer für Insulinresistenz und für Diabetes. Am Ende wird Glucose in den Fettzellen der Bauchregion eingelagert.

Das verursacht verschiedene Verschiebungen bei anderen Hormonen.

Die Stafette der Hormone entlang der Hypothalamus-Hypophysen-Nebennieren-Achse mit Rückkoppelungsmechanismus ins Gehirn hat Vorrang gegenüber allen anderen Botenstoffen. Deren Einfluss wird stark vermindert.

Mitte der 1960er Jahre wurde erstmals ein Anstieg des Cortisolspiegels im Blut während der Entstehung einer schweren Depression erkannt.

Während Cortisol erhöht wird, bremst logischerweise gleichzeitig ein intelligenter Organismus im Stressalarm jetzt weniger wichtige Bioaktivitäten wie die normale Reparatur, die Zellerneuerung, die Fortpflanzung und die Verarbeitung von speziellen Eiweißen ab. Parallel zum Glucoseanstieg sinkt die ebenfalls in den Nebennieren produzierte Hormonvorstufe DHEA ab. Diese Substanz wird zur Erzeugung wichtiger weiterer Hormone benötigt – ein Mangel ist vorprogrammiert.

Die Verfügbarkeit des Sexhormons Progesteron fällt in der Regel ab, da unter Stress das Hauptaugenmerk der Drüsen für die Cortisolbereitstellung gilt.

Gedrückt werden auch die Hormone der Schilddrüse für die Aufrechterhaltung einer ausgeglichenen Energiebilanz. Sie steigern unter normalen Umständen die Freisetzung von Insulin, weil das mehr Glucose in die Körperzellen befördert und damit den Blutzuckerspiegel senkt. Für das Gehirn wird jetzt aber ein hoher gebraucht. Auch auf die Herztätigkeit, die Muskulatur und die Kontrolle des Fettgewebes wirken die Schilddrüsenhormone regulierend ein. All diese günstigen Effekte fallen bei hohem Dauerstress fort.

Nachts werden bei hohen Cortisolspiegeln gleichzeitig nur unterdurchschnittliche Werte für das Wachstumshormon Human Growth Hormone, HGH, gemessen. Im Körper eines Erwachsenen ist diese Substanz aus 191 Aminosäuren mit biologischen Funktionen jedoch eminent wichtig, um eine Erhöhung der Körperfettmasse und eine Reduzierung der Muskelmasse zu vermeiden. Bei einem Mangel an HGH schwächelt der Knochenstoffwechsel. HGH-Aminosäuren schützen das Herz, und ihr Fehlen erhöht kardiovaskuläre Risiken.

Diese neben der anhaltenden Erhöhung von Cortisol bei Stress auftretenden ungewöhnlichen Situationen im Hormonsystem sind keine Lappalien. Statistisch bewertet, sind sie mit einer verringerten Lebensqualität und mit einer verminderten Lebenserwartung verbunden. ❖

Cortisol und Depression

Während Stresshormone natürliche Unterstützer sind, mit im Laufe des Tages abnehmender Wirkung, werden sie bei anhaltend hohen Spiegeln zum Störfaktor im Gehirn. Diese entsprechend der Tageszeit erhöhten Werte werden bei behandlungsbedürftiger Depression gemessen. Vermutet wird, dass in Präsenz hoher Cortisolmengen die gewöhnliche Freisetzung von Nervenbotenstoffen irgendwie gehemmt wird, allen voran die Versorgung mit Serotonin. Dieser Neurotransmitter hat mit seinen normalen, ungebremsten biologischen Eigenschaften die Fähigkeit, im richtigen Augenblick den Abbau der Stresshormone herbeizuführen. Menschen mit Depression verfügen nicht mehr über diesen Schutzmechanismus. Sie leben im Dauerstress und überreagieren unangemessen auf Herausforderungen.

So erzeugt Cortisoldominanz weitreichende Probleme in den Nervensystemen.

Auch das ist keine Einbahnstraße. Denn umgekehrt kann sich auch aus schweren Belastungen eine derartige Störung der Abläufe entlang der Hypothalamus-Hypophyse-Nebennieren-Achse einschließlich der Schilddrüse ergeben. Als Auslöser anerkannt sind auch schwere Belastungsstörungen wie Depression oder eine Überschwemmung des Blutes mit entzündungsfördernden Zytokinen. ❖

Cortisol und Fibromyalgie

Jede intelligent begründete Verstärkung einer Cortisolausschüttung schwächt die Wahrnehmung und Weiterleitung von Schmerzempfindungen ab. Das Gegenteil wäre in Augenblikken von Kampf oder Flucht nur störend. Tatsächlich wird anfangs in der Entstehung von Fibromyalgie noch ein Anstieg des Cortisolspiegels gemessen. Doch bei anhaltender Belastung und wenn die Nebennieren ohne Pause stark gefordert werden, schaffen die paarigen Drüsen das erforderliche Cortisolpensum nicht mehr und der gegensätzliche Effekt tritt ein: Der Spiegel sinkt.

In diesem Sinne hat jetzt der Abfall des wichtigsten Stresshormons einen schlechten Nebeneffekt. Aus Cortisolmangel wird ein Schmerzproblem.

Mehrere Studien zeigen, dass bei Menschen mit fortgeschrittener Fibromyalgie in der Regel der Cortisolspiegel zu niedrig ist. Durch übersteigertes Feedback in das Gehirn über die Verbindung Hypothalamus-Hypophysen-Nebennieren bricht die Freisetzung von Cortisol schließlich ein. Dieses Ergebnis meldeten sowohl das National Institute of Arthritis and Musculoskeletal and Skin Diseases, U.S.A., als auch die Frauenklinik Brigham and Women's Hospital in Boston, U.S.A., und das University of Michigan Center in Ann Arbor, ebenfalls U.S.A.

Wenn das zutrifft, liegt eine erhebliche konkrete hormonelle Störung durch einen wesentlichen Eingriff in das selbstregulierende Hormonsystem vor. ❖

Nebennierenschwäche

Die Botenstoffe der Nebenniere haben in den zurückliegenden Jahrtausenden nur jene Menschen zu überleben befähigt, die im Rahmen einer Stresssituation alle Körperkräfte optimal einsetzen konnten. Diese in unseren Erbanlagen verankerten Reflexe werden heute für die Allermeisten zum Problem, da mentale Spannung, Reizüberflutung, Sorgen und anderer Stress ohne Unterbrechung kontinuierlich die Hormonversorgung auf Notfall trimmen. Diese Menschen leben ständig unter Strom.

Irgendwann wird die erhöhte Cortisolausschüttung von der gestörten Rückkoppelung nicht mehr unterbrochen oder gestoppt. Es entstehen hohe Spiegel auch tagsüber, während nachts Erholungsphasen den Organen vorenthalten werden.

Schließlich sind erschöpfte oder ermüdete Nebennieren nicht mehr in der Lage, die vom Gehirn als notwendig erachtete Menge an Stresshormonen zu liefern. Jetzt fällt im Dauerstress sogar der Cortisolspiegel stark ab. Das ist doppelt problematisch: Erst unterdrückt Cortisol den Einfluss weiterer Hormone, dann fallen seine eigenen Effekte ebenfalls aus.

Während wichtige Funktionen des Stresshormons wegbrechen, entsteht Raum für neue Probleme.

Würde der Colesterinspiegel genau kontrolliert werden, ergäben sich drei Phasen der Entwicklung zur Nebennierenschwäche: Starker Stress, hohe Ausschüttung; auffällige Tagesrhythmik im Cortisolspiegel – erst anhaltend hoch, schließlich abnehmend; am Ende sehr niedrige Versorgung wegen Erschöpfung.

Wenn Stresszustände zu lange andauern, entwickeln sich aus der gestörten Harmonie der Hormonsysteme mehrere Krankheitsbilder, darunter Schmerzen und chronische Entzündungsprozesse. Beide sind typisch auch für Fibromyalgie.

Die erhöhte Schmerzempfindung bei Fibromyalgie zeigt sehr viele verschiedene Formen. Die Symptome treten in beiden Körperhälften auf, sowohl höher und tiefer als die Gürtellinie, vor allem im Nacken, in den Schultern, im Rücken und in den Hüften, und fast alle Patienten verspüren multilokuläre migrierende muskulo-skelettale Beschwerden, die von einer Region zur nächsten wandern.

Es wird geschätzt, dass in den westlichen Nationen bereits jeder zweite Erwachsene von einer Nebennierenschwäche betroffen ist und sein Hormonsystem aus dem Ruder gelaufen ist.

Viele Patienten leiden unter der Unfähigkeit, sich zu konzentrieren, und unter anderen mentalen Einschränkungen. Die wissenschaftliche Literatur spricht von Fibrifog – Fibronebel. ❖

Schwierige Zeit für Hormone

Unser Medizinsystem räumt in der pro Patientin und Patient zur Verfügung stehenden Zeit in der Praxis generell einem individuellen Umgang mit Hormonproblemen keine hohe Priorität ein. Das Deutsche Ärzteblatt befand schon 2003: „Die Befundermittlung wird vielfach zugunsten einer immer detaillierteren Datensammlung vernachlässigt."

Der Fachbegriff für die Lehre von den mit Sekretion hochwirksamer Substanzen fähigen Drüsen lautet Endokrinologie.

Drei bedeutende Ärztegesellschaften haben im März 2016 die Entwicklung der endokrinologischen Versorgung in Deutschland als höchst mangelhaft massiv kritisiert. Das erklärten die Deutsche Gesellschaft für Innere Medizin, die Deutsche Diabetes Gesellschaft und die Deutsche Gesellschaft für Endokrinologie, Hormone und Stoffwechsel in einem gemeinsamen Positionspapier. Tenor: Lange Wartezeiten und weite Anfahrtswege von durchschnittlich 50 Kilometer zu einem spezialisierten Endokrinologen haben zur Folge, dass Allgemeinmediziner und Internisten aus diesen Gründen oft höchst zurückhaltend sind, bei Verdachtsfällen zum Endokrinologen zu überweisen.

Wegen solcher Probleme wurde bereits im Jahr 1994 die Patientenvereinigung Netzwerk Hypophysen- und Nebennierenerkrankungen e. V. gegründet. Seitdem haben sich die Probleme der Betroffenen weiter verschlechtert.

Im Juni 2016 setzte sich eine weitere Fachärztegruppe für ein genaueres Hinsehen auch bei der Schilddrüsenentzündung ein. Eine bestimmte Form der Thyreoiditis, vier bis 24 Wochen nach einer Entbindung, mit Müdigkeit, Gereiztheit und Nervosität wird oft schnell als Baby-Blues abgetan und fehlinterpretiert. Doch es ist keine typische Depression, weil die junge Mutter mit der neuen Situation nicht zurechtkommt, sondern ein Hilfeschrei der noch von den Schwangerschaftshormonen überforderten Schilddrüse. ❖

Bagatellisiertes Leiden

Biologisch wirkende Mediziner mit den Behandlungsschwerpunkten Immunsystem, Hormone, Stoffwechsel, Darm sprechen die Problematik offen an: Die Mehrzahl der schulmedizinisch ausgebildeten Ärztinnen und Ärzte ist zu wenig darüber informiert und nicht bereit, eine Nebennierenschwäche als ernste Bedrohung der Gesundheit anzuerkennen. Nicht spezialisierte Ärzte erkennen ganz eindeutige Symptome nur selten. Unbehandelte Krankheitsbilder bewirken jedoch massive gesundheitliche Schäden wie Morbus Addison, Diabetes insipidius oder multiple endokrine Neoplasie bis zum Tod. In einer Umfrage betrug die Durchschnittsdauer von den ersten Symptomen bis zur korrekten Diagnose fast sechs Jahre – wie bei der Fibromyalgie. Eine weitere Verschlechterung droht. Kliniken schließen endokrinologische Abteilungen, Professoren geben von sich aus ihre Arbeitsplätze an Universitätskliniken auf.

Eine Ernährung arm an Mikronährstoffen ist stets einer der begleitenden Hauptgründe einer Nebennierenschwäche. Kaffee und Tee stimulieren die gestressten Hormondrüsen und beschleunigen langfristig die Erschöpfung, beziehungsweise gefährden den Erfolg einer Behandlung.

Die Rückgewinnung der Nebennierenfunktionen erfordert Geduld und ist in mehreren Schritten möglich: dauerhafte Ausräumung von Heilhindernissen beispielsweise durch Stressabbau, sanfte individuell dosierte Hormontherapie, Vitalstoffe, Nahrungsergänzungsmittel, sowie Nahrung mit niedriger glykämischer Last für das Stabilisieren eines vernünftigen Blutzuckerspiegels ohne Extremwerte nach oben und unten.

Gewünschte Zustände entstehen durch den Verzehr von hochwertigen Eiweißen und anti-entzündlichen Fetten, durch Nüsse, Samen, frische Naturprodukte aus dem Garten und vom Feld, sowie durch Gemüse mit hohem Natriumanteil: schwarze Oliven, roter Paprika, Spinat, Sellerie und Zucchini. ❖

Klotho

Frauen unter chronischem Stress haben niedrigere Spiegel des Eiweißhormons Klotho, das sich in Tierversuchen die Einschätzung als Langlebigkeitssubstanz erworben hat. Mäuse mit einem aktivierten Klotho-Gen erreichten eine um 20 bis 30 Prozent verlängerte Lebensspanne. Forscher der University of California in San Francisco, UCSF, U.S.A., verglichen in der Zeitschrift „Translational Psychiatry" 90 Mütter, deren Kinder unter Autismus leiden, mit einer Kontrollgruppe von Frauen ohne besondere Stressumstände. Sie stellten fest, dass messbare Symptome von Depression dazu führen können, dass das Niveau von Klotho noch niedriger fällt.

Klotho ist eine feststrukturierte Eiweißsubstanz aus Aminosäuren, die fettunlöslich ist. Sie übt offensichtlich vielfältige Effekte auf neuronalen Signalwegen aus, die mit Stress und Depression in Verbindung stehen. Aus der Arbeit mit Mäusen und Würmern ist bekannt, dass die Wirkweise von Klotho unterbrochen sein kann. Dann stellen sich schon in jungen Jahren Altersveränderungen ein: Arterien verhärten sich und Muskelmasse und Knochensubstanz werden abgebaut. Tiere mit einem hohen Klothospiegel lebten um 20 bis 30 Prozent länger.

In der chinesischen traditionellen Medizin wird nach dem Yin-Yang-Prinzip des Ausgleichs der Klothomangel mit einem Yin-Defizit aus Erschöpfung verglichen, wie wenn eine Kerze an beiden Enden brennt. Erste Symptome sind Ohrgeräusche, Durchschlafstörungen und Mundtrockenheit.

Etwa jeder fünfte Mensch verfügt offensichtlich über eine genetische Prägung, die im Körper mehr Klotho als durchschnittlich entstehen lässt. ❖

Chemische Empfindlichkeit

Wer sich mit der zunehmenden Belastung durch Allergien wegen Nahrungsmitteln und Umweltstoffen befasst, wird vielleicht mit Erstaunen registrieren, dass eine so genannte „vielfache chemische Empfindlichkeit" von vielen Wissenschaftlern mit einer ganzen Reihe von Krankheiten und ihren Symptomen in einem Atemzug genannt wird. Neben der chronischen Müdigkeit, dem Chronic Fatigue Syndrome, elektromagnetischer Überempfindlichkeit, Electromagnetic Hypersensitivity, Amalgamerkrankung, amalgam disease, steht auch die Fibromyalgie im Mittelpunkt. Sie alle haben Anzeichen von schädlichen Veränderungen an vielen Organen.

Ursache ist häufig ein gestörter Prozess der Entgiftung oder eine zu schwache Befreiung von belastenden, körperfremden Stoffen aus der Umwelt oder aus der Nahrung.

Die vielfache chemische Empfindlichkeit kann angeboren sein, resultiert aber in den meisten Fällen aus ungünstigen Reaktionen auf Schadstoffe. Solche Belastungen werden von Gesundheitsbehörden und anderen offiziellen Organisationen bagatellisiert und geduldet, weil sie in aller Regel in einer Dosierung aufscheinen, die deutlich unterhalb einer als giftig eingeschätzten Grenze liegt. Weil die Erfahrung fehlt, an Hand von Biomarkern eine solche Gefährdung real einzuschätzen, werden diese Übersensibilitäten gegenüber Umweltstoffen generell durch die meisten in der Verantwortung stehenden gesellschaftlichen Strukturen ignoriert. Sie werden aber auch als eingebildet oder medizinisch nicht erklärbar zurückwiesen.

Durch chemische Stoffe kommt es häufig zu einer Abbaustörung bei Histamin. Amalgamfüllungen und Medikamentenwirkstoffe hemmen ein spezielles Enzym, das notwendig ist, um den Neurotransmitter und das Gewebehormon Histamin in normalen Grenzen zu halten. Diese Substanz speichert sich in bestimmten Zellen der Abwehrsysteme an. Enzyme sind sehr sensible Biomoleküle. Die aus dem gebremsten Abbau resultierende Histaminintoleranz wird oft übersehen. Besonders stark betroffen sind das Zentrale Nervensystem, die Bronchialschleimhaut und die Haut generell.

Durch die unmittelbare Nähe zu Nervenleitungen kann die Schmerzwahrnehmung stark übertrieben sein.

Seit mehr als zwei Jahrzehnten wird zwischen Umweltschützern, Medizinern und der Chemieindustrielobby in der Europäischen Union ein Machtkampf darüber geführt, wer die Regeln für den Einsatz schädlicher Chemikalien bestimmt oder ob sie nicht ganz vom Markt verschwinden sollen. Konkret wird über die bereits erwähnten Endokrinen Disruptoren in Tausenden Produkten gestritten. Es sind Substanzen, die vom Körper nicht produziert werden können, von außen eindringen und auf negative Weise das Hormonsystem beeinflussen. Sie besetzen Rezeptoren an einer Zelle und verändern die Zusammensetzung, die Freisetzung, den Transport, das Andocken an Kontaktpunkten, Wirkungen, Wechseleinflüsse und die Ausscheidung natürlicher Hormone im Körper. ❖

Asthma, Diabetes, Krebs

Endokrin wirkende Stoffe stehen konkret im Verdacht, schwerwiegende Krankheiten auszulösen. Laut einem Bericht der Weltgesundheitsorganisation, WHO, zählen dazu Brustkrebs, Diabetes, Asthma, Alzheimer, Parkinson, ADHS und Autoimmunerkrankungen. Zusätzlich deuten Studien darauf hin, dass sie Übergewicht und Bluthochdruck begünstigen sowie ein früheres Einsetzen der Pubertät auslösen können.

Nicht auszuschließen sind Einflüsse, die zu den Symptomen der Fibromyalgie beitragen.

Diverse Auswirkungen von Störungen des Hormonhaushalts registrieren Wissenschaftler der WHO heute in vielen Ländern häufiger als früher. Genannt werden auch schlechte Samenqualität bei Männern, Fehlbildungen an den Geschlechtsorganen bei neugeborenen Jungen, hormonabhängige Krebsformen und Fehlgeburten oder Frühgeburten.

Auch zu Unfruchtbarkeit und zu Übergewicht können sie vermutlich beizutragen. Wie weit und ob überhaupt Zusammenhänge bestehen zwischen Endokrinen Disruptoren und den neuen Volksepidemien wie Diabetes und Krebs, ist selbst unter Wissenschaftlern umstritten.

Am schwierigsten einzuschätzen sind Belastungen durch chemische Produkte. Einige werden hergestellt, um Pflanzen zu schützen. Andere sollen schädliche Organismen bekämpfen. Aber auch Konservierungsstoffe in Lebensmitteln und Kosmetika entziehen sich einer fundierten wissenschaftlichen Risikobewertung. Viele Produkte der persönlichen Pflege, Shampoos, Conditioner und Körperlotions, enthalten endokrin wirkende Inhaltsstoffe.

Einige Wissenschaftler vermuten, dass die Achselhöhlen mit relativ offenen Lymphbahnen eine gefährliche Pforte für solche chemischen Substanzen sind. Häufig sind Phthalate im

Spiel, die im Tierversuch oder in der freien Natur das Geschlecht verändern können und Männchen verweiblichen. Eine weitere endokrin wirkende Chemikalie, Triclosan, bekämpft Bakterien in flüssiger Seife, kommt aber auch in Zahnpasten vor.

Im September 2016 untersagte die FDA den Verkauf von flüssiger Seife mit Triclosan und 18 weiteren Chemikalien, weil deren Hersteller ihre Sicherheit nicht nachweisen konnten.

Viele Chemikalien erscheinen nicht nur unter ihren als kritisch eingestuften Bezeichnungen wie etwa Formaldehyd oder Triclosan, sondern verbergen sich hinter rätselhaften Buchstabengruppen: PFAS, PFOA, NPE, rBGH, rBST, PBDE, PFC, EGBE, DEGME. Vor allen wird gewarnt.

Im April 2016 konnten sich 23 internationale renommierte Wissenschaftler in Berlin endlich auf gemeinsame Kriterien zur Beurteilung einer möglichen Schädlichkeit einigen.

Auch das industriefreundliche Bundesinstitut für Risikobewertung im Geschäftsbereich des Bundesministeriums für Ernährung und Landwirtschaft räumte ein, dass Endokrine Disruptoren auf unterschiedliche Weise im Hormonsystem wirken:

Manche besetzen direkt ein Molekül oder eine ganze Zelle mit der Fähigkeit zur Auslösung einer Sinneswahrnehmung und starten dort eine hormonähnliche Wirkung. Dieser Effekt kann zur falschen Zeit oder in zu großem Ausmaß ausgelöst werden. Andere blockieren einen Rezeptor und halten so die vom Organismus gewünschten Effekte eines körpereigenen Botenstoffes ab. Sie können aber auch auf anderem Wege die Menge der im Körper natürlich produzierten Hormone verändern. Wieder andere beeinflussen die Verbindung oder den Abbau oder den Transport von Hormonen. Alle diese Schritte sind hochkomplex. Wie weit sie toxikologisch, pharmakologisch und endokrinologisch Effekte erzielen, kann nicht zur Gänze mit bereits bestehenden Untersuchungsmethoden erfasst werden. Um einen chemischen Stoff als Disruptor, als Unterbrecher, einordnen zu können, muss eine gesundheitsschädigende Wirkung nachgewiesen werden, und sie muss auf einen endokrinischen Mechanismus zurückgeführt werden können. Ursachenzusammenhänge lassen sich nur bedingt nachweisen, da die Aufnahme von endokrin wirkenden Substanzen erst nach beträchtlicher Zeit vermutete Wirkung im menschlichen Körper hinterlässt. Außerdem sind diese chemischen Stoffe nur ein Teil einer Fülle von Umweltfaktoren. Ein bestimmter Einfluss lässt sich also kaum nachweisen, und das wird noch lange Zeit so bleiben. Auch deshalb wird nur über sehr wenige Stoffe öffentlich diskutiert.

Nicht nur Wissenschaftler der Weltgesundheitsbehörde bezeichnen zurzeit rund 800 Substanzen als endokrin wirkend. Sich ihnen vollständig zu entziehen, ist fast nicht möglich. Lösungen überzeugen nicht. Der umstrittene Kunststoffbestandteil Bisphenol A wurden zwischen 2010 und 2012 in der westlichen Welt durch ähnliche Stoffe ersetzt.

Inhaltsstoffe der Antibabypille haben ebenfalls eine sehr hohe hormonelle Wirkung. Das enthaltene Hormon ist chemisch sehr stabil und gelangt über den Urin ins Abwasser und ins Grundwasser. Bereits in geringer Konzentration haben sie Auswirkungen auf Fische und Amphibien. Die Chemielobby führt dagegen ins Feld, dass diese Wassertiere sich sehr einseitig ernähren, wir Menschen jedoch nicht, weshalb Vergleiche kein Gewicht haben.

Bekannte weitere Stoffe finden sich auf bedruckten Textilien, auf Banknoten und Kassenbons, in Shampoos, in Flammschutzmitteln, in Waschmitteln und Spülhelfern und in Kunststoffbestandteilen auch im Lebensmittelsektor, wie etwa als Innenbeschichtung von Kronkorken und von bis zu 75 Prozent der Konservendosen, in Verpackungen, in Trinkflaschen und in Kinderspielzeugen. Viele Naturfreunde tragen sie ironischerweise ahnungslos im Material von Outdoorjacken.

In der Massentierhaltung werden allein in Deutschland 1.700 Tonnen Antibiotika, sowie Hormone und weitere endokrin wirkende Substanzen eingesetzt. Die industrielle Fleischproduktion könnte auf sie nicht mehr verzichten. Die übersteigerten Höchstleistungsansprüche haben bereits zur völligen Überzüchtung geführt. Die Immunabwehr der Tiere ist schon vor der Geburt massiv geschädigt. Exponierte Systemkritiker verweisen darauf, dass sich besonders in der Kuhmilch Chemikalien, Hormone und Umweltgifte ansammeln können, da der Euter das tiefstliegende Organ des Tieres ist. Der Euter einer Kuh fasst heute zehn Mal mehr Milch, als ein Kalb benötigen würde. Die Anfälligkeit gegen Entzündungen ist enorm. Antiobiotische Wirkstoffe, die bis 2006 völlig verboten waren, sind heute als eine Art Tierdoping weit verbreitet auf dem Markt. Jeder Tierarzt darf sogar höchstwirksame Antibiotika ohne spezielle Genehmigung und Kontrolle verschreiben, obwohl sie nur für besondere Gefahrenabwehr beim Menschen entwickelt wurden. Nur die stärksten Keime überleben die regelmäßige Anwendung von Antiobiotika. Durch Fleisch, Milch und Eier gelangen sie in die Nahrungskette des Menschen. Der Bund für Umwelt und Naturschutz Deutschland e.V., BUND, in Berlin entdeckte bei 88 Prozent von Putenfleischproben solche besonders gefährlichen Krankheitserreger. Laut einer Schätzung des Tumorzentrums Aachen tragen mehr als sechs Millionen Deutsche multiresistente Keime in sich.

Viele Fischarten sind mittlerweile mit Quecksilber und anderen Schwermetallen stark belastet, und zwar große wie Schwertfisch, Hai, Makrele und Marlin stärker als die kleineren Sardinen, Hering und Sardellen. Auch Fische aus Zuchtanlagen enthalten in der Regel nachweisbare Spuren. Zuchtlachs aus Supermärkten und von Discountern können das Konservierungsmittel Ethoxyquin enthalten, meldete das ARD-Verbrauchermagazin „plusminus" im Juli 2016. Die Substanz steht im Verdacht, DNA-Schäden zu verursachen. Das Konservierungsmittel wurde lange Zeit als Pflanzenschutzmittel eingesetzt. Seit 2011 gilt die Substanz aber als gesundheitlich bedenklich. In Futtermitteln ist Ethoxyquin jedoch weiterhin zugelassen und gelangt offenbar auf diesem Weg in die Fische.

Besonders während kritischer Entwicklungsschritte, zu denen auch Prozesse des Alterns zählen, ist es von großer Bedeutung, dass das endokrine System eines Organismus nicht gestört wird.

Seitdem bei Fischen und Amphibien Missbildungen beobachtet werden, ist die Aufmerksamkeit der Wissenschaft noch erhöht.

Ebenfalls endokrinische Wirkungen werden den Phthalaten zugeschrieben, die sich in Klebstoffen, Baumaterialien, Verpackungen und Elektronikartikeln verstecken.

Weitgehend unerforscht sind mögliche Wechselwirkungen mit anderen Chemikalien, mit Chemotherapeutika und schließlich mit den natürlichen Hormonen des Menschen.

Eine Aufzählung wäre unvollständig ohne Hinweise auf natürliche, überwiegend pflanzliche Stoffe, die mit Molekülen Rezeptoren an Zellen im menschlichen Körper besetzen und sie vor Schadstoffbelastungen schützen können: Nüsse, Sojaprodukte, Leinsamen mit Lignane, Klee mit Isoflavonen, Süßholz und Lakritze. Kaffee und Alkohol beeinflussen zusätzlich das Hormonsystem.

Für einen sanfteren Übergang in die Wechseljahre greifen viele Frauen zu Nahrungsergänzungsmitteln und zu Lebensmitteln mit Isoflavonen und versorgen sich auf diese Weise sogar absichtlich mit pflanzlichen Hormonen. ❖

Effekte Jahrzehnte später

Das Urteil darüber, ob vom Einsatz einer chemischen Substanz oder von der Anwendung eines Produktes für Verbraucherinnen und Verbraucher ein gesundheitliches Risiko ausgeht, entzweit Wissenschaftler und Unternehmer. Befürchtet werden Krebs auslösende, die Fortpflanzung gefährdende oder das Hormonsystem schädigende Effekte. Die eine Seite fordert, bestimmte Substanzen als „besonders gefährliche Stoffe" im Sinne der REACH-Verordnung einzustufen. Die angegriffenen Verteidiger wehren sich gegen eine Vorverurteilung und gegen ein Vorsorgeprinzip ohne konkrete Risiken. Auch der Low Dose-Effekt ist umstritten: Nach dieser Auffassung kann bereits eine niedrige Dosis schädlich für die Gesundheit des Menschen sein.

Von vielen Chemikalien ist das endokrine Wirkungspotenzial kaum bekannt. Als gefährdet erscheinen alle Bestandteile des Hormonsystems, vor allem die Organe des Fortpflanzungssystems, die generelle Entwicklung im Mutterleib und nach der Geburt, das Nervensystem und die Krankheitsabwehr. Am häufigsten werden genannt: Krebs und das Aufmerksamkeitsdefizit, ADHD.

Die größten Risiken werden in der Schwangerschaft befürchtet, während sich Organe und die Komponenten der Nervensysteme bilden. Hinweise führen zu dem Schluss, dass einige Effekte erst Jahrzehnte später nachweisbar werden, weshalb vermutet wird, dass einzelne Erwachsenenleiden ihren Ursprung in der Schwangerschaft hatten. Nicht ohne Grund lautet ein bei Ärztekongressen über Präventionsmedizin häufig wiederkehrendes Vortragsthema: Anti-Aging beginnt im Mutterleib. ❖

Notfallentzündung

Bei jeder Art von irritiertem Gewebe vermutet die Immunabwehr unseres Körpers Kleinstlebewesen wie Viren, Bakterien und Pilze als Krankheitserreger und bekämpft sie grundsätzlich mit einer gut gemeinten Heilentzündung. Das war in Urzeiten immer genial. Doch das gleiche Heilungsprinzip wird inzwischen auch für jede überdurchschnittlich schwere Belastung vermutet, oft völlig unangebracht – etwa auch für seelisches Trauma und sogar für bis zum Platzen überfüllte Fettzellen. Immer versucht es der Organismus erst einmal augenblicklich mit seiner ältesten Selbstheilungsmethode. Durch Erhitzung, freie Sauerstoffradikale und überaktive Killerzellen sollen Bakterien, Viren und andere Verursacher von Bedrohungen abgetötet werden.

Dieses reflexhafte System erweist sich in der heutigen Gefahrenlage als sehr fehlerhaft. Abwehrkräfte starten Inflammationsprozesse auch bei Gefahren, gegen die Hitze oder Fresszellen nicht ankommen. Daraus entwickeln sich jedoch unter bestimmten Bedingungen chronisch werdende entzündliche Reaktionen. Gleichzeitig wird das natürliche körpereigene Schutzprogramm gegen den gezielt eingeleiteten oxidativen Stress zurückgefahren: Die aggressiven Sauerstoffmoleküle sollen ja ebenfalls ungestört fremde Kleinstlebewesen entschärfen. Das bringt mit der Zeit Zellstrukturen, die schon aus anderen Gründen kontinuierlich durch Sauerstoffradikale angegriffen werden, an den Rand des Zusammenbruchs.

Diese schwere Doppelbelastung durch inflammatorischen und oxidativen Stress trifft zuerst bestimmte Blutgefäße, schädigt die Blutbahnen und erhöht messbar die Erkrankungshäufigkeit des Herzens und der Gehirngewebe.

Der Körper könnte sich vor sinnlosen Entzündungen durch ein stabiles Gleichgewicht verschiedener Hormone schützen. Sowohl zunehmendes Alter, als auch die Belastungen aus der Umwelt und unsere veränderten Essgewohnheiten machen ihm dabei einen Strich durch die Rechnung. Ohne Schutzmechanismen durch das ausgeglichene Verhältnis ganz bestimmter Fettsäuren können die entzündlichen Prozesse nicht gestoppt werden. Sie werden chronisch.

Erst seit etwa einem Jahrzehnt ist es die alterspräventive Medizin, die sich mit den Folgen dieses Risikofaktors ernsthaft befasst. Denn die Situation ist wirklich alarmierend: Schleichende Entzündungsreaktionen werden als wesentliche Ursachen für eine Reihe von Dauererkrankungen mit Todesfolge angesehen, die Millionen Menschen nicht erst im hohen Alter bedrohen.

Chronische niedrigschwellige entzündliche Prozesse sind deshalb mittlerweile in der fortschrittlichen Medizin allgemein als Vorstufe von schwerem oxidativem Stress anerkannt. ❖

Das Phytaminkonzept gegen Entzündungen

Aber Tatsache ist: Vor allem von einem knappen Dutzend Mikronährstoffen kann auf Grund von speziellen Studien begründet erwartet werden, dass sie nach Verzehr den schlimmsten Schäden durch chronische Entzündungen etwas von ihrer Gefährlichkeit nehmen. Das verdanken sie ihren hohen anti-inflammatorischen und anti-oxidativen Potenzialen.

Grundsätzlich kann gesagt werden: Jeder Mikronährstoff mit Potenzialen gegen chronische Entzündungsprozesse und zur Unschädlichmachung von oxidativem Stress unterstützt den Organismus in der Abwehr dieser kontinuierlichen Gefahr. Das gilt praktisch für alle als Phytamine bezeichneten Vitamine, Enzyme, Aminosäuren, Mineralstoffe, Spurenelemente, günstige Eiweiße und Fettsäuren.

Unter den laut Studien effektivsten essbaren Substanzen zur Beherrschung von Entzündungsprozessen sind sehr bekannte Vitamine, Aminosäuren und eine Fettsäuregruppe:

- Vitamin A,
- Vitamin B6,
- Vitamin B12,
- Vitamin C,
- Vitamin D,
- Vitamin E,
- Folsäure (auch als Vitamin B9, B11 oder Vitamin M bezeichnet),
- Cholin, der lebensnotwendige Nährstoff mit großer Bedeutung für die Produktion des Neurotransmitters Acetylcholin,
- L-Glutathion, die Entgiftungssubstanz aus drei Aminosäuren,
- Methionin, ein potenter Leberschutzstoff, und
- die Fettsäuren der Gruppe Omega3.

Anti-Fibromyalgie-Diät

Ausgangspunkt für spezielle Ernährungsempfehlungen für Menschen mit Fibromyalgie war die Entwicklung von Anti-Entzündungs-Diäten für die Millionen Patienten mit überaktiven Reaktionen der körpereigenen Abwehrkräfte. Immer sind es schlimme Übertreibungen unserer vom Organismus gut gemeinten Entzündungsprozesse. Chronische Inflammationen sind langandauernd, schmerzlos und gelten als stille Killer. Auffallend häufig spielten Lebensmittelzusätze der Kategorie Exzitotoxine eine dominierende Rolle.

Werden schädliche oder giftige Substanzen eine Zeit lang in Nahrungsmitteln vermieden, entwickeln sich die Entzündungsreaktionen entsprechend auf ein natürliches Maß zurück.

In den vergangenen Jahren berichteten vor allem Patientinnen und einige Patienten, dass eine Änderung ihrer Ernährungsgewohnheiten ihre Fibromyalgiesymptome verbesserte. Genaus so vielfältig wie die Beschwerden waren auch die individuellen Erfahrungen mit den einzelnen Lebensmitteln. Die Entwickler dieses Prinzip ermunterten deshalb Betroffene mit Fibromyalgie zu eigenen Experimenten. Dabei zeigte sich eindeutig ein hilfreiches Grundmuster von anti-entzündlichen Nährstoffen.

Darauf aufbauend, reichte 2010 die heutige Spezialistin für Störungen des Zentralen Nervensystems, Kathleen F. Holton, Master of Public Health, als Philosophiestudentin ihrer University of Arizona in Phoenix, U.S.A., eine Doktorarbeit* mit dem ins Deutsche übersetzten Titel „Die Exzitotoxin-Ausscheidungs-Diät: Eine neue Ernährungsmaßnahme für jene mit Fibromyalgie und Reizdarmsyndrom" .

Die Autorin setzte sich hohe Ziele: Sie überprüfte die Wirkung von vier Wochen völlig ohne diese Nahrungszusätze auf Symptome der Fibromyalgie und des Reizdarms; sie ermittelte das Wiederauftreten von Schmerzen nach der Zufuhr von Glutamat, MSG; und sie verglich die Ergebnisse aus einer Gruppe, die nur wirkungsloses Placebo schluckten. Die Teilnehmer mussten ausnahmslos auf verdächtige Fertigprodukte verzichten und wurden angehalten, selbst organisch zu Hause zu kochen. Nicht alle Testkandidaten hielten durch. Einige sahen sich beispielsweise außerstande, auf ihre täglichen Softdrinks zu verzichten. Andere hatten Probleme mit den Terminen zur Beratung oder zur Erfassung von Labordaten.

Am Ende des Monats meldeten 48 Prozent jener Teilnehmer, die sich strikt an die Vorgaben gehalten hatten, eine mindestens 30prozentige Verbesserung ihrer Symptome. Diese Menschen erhielten im Anschluss ohne genaue Kenntnisse drei Tage lang entweder Obstsaft mit MSG oder ein wirkungsloses Placebogetränk vorgesetzt. Nach einer Woche dann genau umgekehrt: entweder Placebo oder den Obstsaft. Die Resultate ergaben jedesmal eine deutliche Verschlechterung, sobald ihr Organismus wieder mit Glutamat zu kämpfen hatte, und zwar sowohl bei Patienten mit Fibromyalgie wie mit Reizdarmsyndrom. ❖

***(Quelle: The Excitotoxin Elimination Diet: A Novel Dietary Intervention for those with Fibromyalgia and Irritable Bowel Syndrome)**

Vegetarisch, vegan, anti-oxidativ

Auch vegetarische und vegane Ernährung zeigt häufig günstige Effekte auf Symptome der Fibromyalgie. Erstmals berichtete 2000 das „Scandinavian Journal of Rheumatology" über diese Beobachtung. Die Zahl der schmerzenden Tender Points reduzierte sich, und der Verbrauch an Schmerzmittel tendierte gegen Null. Ursächlich scheint das auf die vermehrte Aufnahme von anti-oxidativen und anti-entzündlichen Pflanzenstoffen zurückzuführen zu sein. Auch die Reduktion von entzündungsförderndem Fett aus tierischer Quelle, vor allem aus rotem Fleisch, war positiv. Nach sechs Wochen mit veganer Rohkost reduzierten sich bei Testpersonen typische Symptome wie Morgensteifigkeit und Schmerzen im Ruhezustand, sowie das allgemeine Befinden. Bei Weiterführung der Diät verbesserten sich auch Empfindungen wie Depression, Müdigkeit und körperliche Einschränkungen. In der Literatur werden Leinöl, Karottensaft und Gerstensaft positiv erwähnt.

Die einheitliche Anti-Fibromyalgie-Diät gibt es nicht, schreibt auch die Buchautorin Mercedes del Rey in ihrer Anleitung*, Fibromyalgie mit einer anti-entzündlichen Diät zu bekämpfen. Jedem Betroffenen wird empfohlen, mit den richtigen Prinzipien zu experimentieren und zu erkennen, welche Nahrungsmittel für ihn eine schädlichere Rolle als andere spielen.

Notwendig ist ein Verstehen, wie Fibromyalgie und entzündliche Reaktionen zusammenhängen.

- Der Verzehr von Lebensmitteln, die entzündliche Reize fördern, muss vermieden werden.
- Mikronährstoffe und Nahrungsergänzungsmittel, die speziell Nervenzellen stärken, müssen in die tägliche Versorgung integriert werden.
- Viele Patienten mit Fibromyalgie schlucken seit Jahren ärztlich verschriebene Schmerzmittel und andere stark wirkende Medikamente. Zusätzlich leiden sie unter den Nebenwirkungen. Ihr Organismus muss von angesammelten schädlichen Giftstoffen befreit werden, denn auch sie können eine Ursache des Syndroms sein.

Konkret kristallisieren sich diese Essensempfehlungen heraus:

Erntefrische Gemüse und Früchte sind kalorienarm, reich an Antioxidanzien, weiteren pflanzlichen Mikronährstoffen und gesunden Fasern. Diese Inhaltsstoffe helfen auch beim Reizdarmsyndrom. Gleichzeitig bedeuten

---

***(Quelle: „Fighting Fibromyalgia with the Anti Inflammatory Diet: Your Total Solution to Chronic Fatigue and Pain Reduction / Pain Management and Pain Cure Using Diet")**

sie den größtmöglichen Verzicht auf Fertigprodukte mit den schädlichen Nahrungszusätzen.

Gute Fettsäuren der Gruppe Omega3 sind mit stark anti-entzündlichen Eigenschaften gekoppelt.

Eine Verminderung der Kohlenhydrate reduziert die Wahrscheinlichkeit einer Berg-und-Tal-Fahrt des Blutzuckerspiegels. Vor allem Zucker und weißes Mehl, so genannte einfache Kohlenhydrate im Gegensatz zu Vollkornprodukten, wechseln aus dem Verdauungstrakt besonders zügig in den Blutstrom und treiben den Glucosespiegel schnell nach oben. Das stimuliert nicht nur die Produktion des Hormons Insulin, sondern beeinflusst auch andere Botenstoffe zu kritischen Reaktionen.

Jedem Kaffeekonsum folgt ein umso plötzlicher Leistungsabfall, deshalb ist auch dieses Koffein zu vermeiden.

Künstliche Süßstoffe sind völlig tabu.

Wichtiger Tipp: Die günstigen Effekte durch den Verzehr bestimmter Lebensmittel, beziehungsweise durch die Vermeidung von Nahrung mit Zusatzstoffen sind von Person zu Person verschieden. Daraus kann ein Beobachte-und-versuche-Programm werden. Aber mit jeder gesunden Mahlzeit rückt die Verbesserung näher.

Inzwischen hat auch Dr. Kathleen F. Holton fünf Säulen einer Anti-Fibromyalgie-Ernährung* publiziert:

- Sorgen Sie für eine ausreichende Zufuhr von Vitamin D. Lassen Sie Ihren Spiegel ermitteln. Viele Erwachsene leben mit diesem Mangel. Fehlendes Vitamin D äußert sich wie einige typische Fibromyalgiesymptome, etwa Knochenschmerzen und Muskelschmerzen. In einer Studie von 2008 benötigten Schmerzpatienten mit niedrigem Vitamin D-Spiegel beinahe die doppelte Medikamentendosis.
- Vermeiden Sie Lebensmittelzusätze wie die Exzitotoxine Glutamat und Aspartam. Unbestritten sind es Chemikalien mit der Fähigkeit, Schmerzempfinden zu verstärken. Ihre Eliminierung führte in mehreren Studien zu einer Reduktion der Schmerzen.
Die Forschung darüber ist bei Weitem noch nicht abgeschlossen, doch die bestehenden Hinweise rechtfertigen jeden Versuch – besonders wenn nach einem Besuch im Chinarestaurant oder nach einem Take Away-Essen die Beschwerden zunehmen.
- Sagen Sie häufiger ja zu Fisch. Omega3-Fettsäuren im Wildlachs, in Walnüssen, im Leinsamen, im Olivenöl und in der Weidemilchbutter reduzieren entzündliche Prozesse und schützen vor Gefäßschäden und damit

---

***(Quelle: „Potential Dietary Links In Central Sensitization in Fibromyalgia")**

das Herz-Kreislauf-System.

• Patientinnen mit Fibromyalgie leiden häufig auch unter rheumatischer Arthritis, Reizdarm und Menstrualbeschwerden. Eine Studie von 2007 mit jenen Beschwerden bewies deutliche Verbesserungen nach drei Monaten verstärkter Omega3-Aufnahme. Das ermuntert auch für Fibromyalgie. Tipp: Leinsamen passt gut zum selbst zubereiteten Frühstücksmüsli.

• Wegen der Schlafstörungen könnte zur Überwindung von Müdigkeit ein zu hoher Kaffeekonsum ungünstige Effekte haben. Jede Kompensation dürfte ein großer Fehler sein. Die Autorin empfiehlt alternativ anti-entzündlich und anti-oxidativ wirkenden Grünen Tee.

• Begreifen und entdecken Sie für sich die heilenden Funktionen von Gemüse und Früchten.

• Fleischgenuss – ja, aber von Weidetieren. Ihr Gehalt an Eisen und Vitamin B12 übt stark schützende Effekte auf das System der schmerzempfindlichen Nervenzellen aus. ❖

Das Phytaminprinzip gegen oxidativen Stress

Einige Wissenschaftler spekulieren und halten oxidativen Stress durch zu viele aggressive Sauerstoffradikale vor allem wegen der Wirkungen auf Nervenzellen und Hormondrüsen für einen gefährlich Beitrag zur Entstehung von Fibromyalgie.

Dieser Stress wird durch einen Mangel an anti-oxidativen Mikronährstoffen wahrscheinlicher. Sie sind in vielen Pflanzen, die sich ebenfalls gegen Oxidation schützen, besonders reichlich enthalten. Am häufigsten genannt werden die Vitamine A, C. und E, doch die grüne Apotheke der Natur hält eine ganze Reihe besonders wirksamer Antioxidanzien bereit.

Sauerstoffradikale werden jedoch auch von der körpereigenen Krankheitsabwehr freigesetzt. Gemeinsam mit entzündungsfördernden Stoffen bilden sie die zweite Welle besonders aggressiver Wirkstoffe gegen Bakterien, Viren, Pilze und andere Erreger. Auch gegen Umweltgifte und beim Auftreten anderer Stressoren werden diese gut gemeinten Abwehrversuche in einem fehleranfälligen System gestartet.

In diesem Sinne reduziert die Vermeidung der Notwendigkeit von entzündlichen Prozessen als Maßnahme der Selbstheilung auch das Risiko von Schäden durch Oxidation. ❖

Wertvolle Nervennährstoffe

Vergleichbar entscheidend wie das Vermeiden der Einnahme von schädlichen Substanzen ist die regelmäßige Zufuhr wertvoller Mikronährstoffe. Die in dem Begriff aus der Naturheilkunde Phytamine zusammengefassten Vitamine, Mineralstoffe, Spurenelemente, Aminosäuren, Phytohormone und Omega3-Fettsäuren schützen die Organe generell vor inflammatorischem und oxidativem Stress und unterstützen sie bei der intelligenten Bewältigung ihrer Aufgaben.

Bei der Behandlung von Fibromyalgie fällt der pflanzlichen Substanz mit der Bezeichnung 5-Hydroxytryptophan, 5-HTP, eine besondere Rolle zu. Entzündliche Prozesse im übrigen Körper haben die Absenkung jener Stoffe zur Folge, aus denen im Gehirn Serotonin gebildet wird. Besonders der pflanzlichen Aminosäure 5-HTP wird das Einströmen in die grauen Zellen und anderen Geweben erleichtert. Dieser Wirkstoff bietet sich schon deshalb als schnelle und direkte Hilfe an. Er wird aus der afrikanischen Heilpflanze Griffonia simplificolia gewonnen und als hochwertiger Extrakt in Apotheken rezeptfrei abgegeben. Vor allem bei Einnahme von verschreibungspflichtigen Antidepressiva ist die Konsultation einer Ärztin oder eines Arztes dringend geboten. Vorsicht ist bei Vorliegen einer Lebererkrankung geraten, da durch diese Funktionsstörung die Wirksamkeit stark erhöht werden kann. Für Schwangere oder Stillende Mütter ist die Einnahme nicht gedacht. Erfahrungen aus der Anti-Aging-Medizin zeigen, dass der Verzehr von Kohlenhydraten in Snacks oder im Orangensaft die Absorption von 5-HTP erleichtert. Eiweiße hingegen bremsen den Übergang dieser Aminosäure in die Blutmenge und sollten vor und nach der Einnahme für eine kurze Zeit vermieden werden.

Eine Wirkungserhöhung wird in aller Regel mit den begleitenden Vitaminen C, B3 und B6, sowie mit Magnesium erzielt.

Der Handel bietet Kapseln mit pharmazeutisch reiner Qualität von 5-HTP in Dosierungen von 25 bis 400 Milligramm an. In den meisten Studien zur Fibromyalgietherapie wurden dreimal täglich 100 Milligramm dieser Aminosäure 5-HTP verabreicht, gelegentlich wurde diese Dosis auf 400 Milligramm erhöht. Zum Vergleich: bei Migräne können bis zu 600 Milligramm, als Appetitzügler bis zu 900 Milligramm 5-HTP täglich als individuell festgelegte Dosierung vorkommen.

In einem Kombinationspräparat wird auch die langsam freisetzende und essenzielle Aminosäure L-Tryptophan zugeführt, so dass der durch 5-HTP rasch erhöhte Serotoninspiegel mehrere Stunden lang hoch gehalten werden kann.

Die Präventionsmedizin und die Anti-Aging-Medizin haben darüber hinaus Dutzende natürliche Mikronährstoffe mit den wichtigen antientzündlichen und anti-oxidativen Effekten als schützende und reparierende Substanzen des Gehirngewebes und der Nervensysteme ermittelt. Sie sollten Bestandteil der Nahrung sein, wann imer es möglich ist.

Dazu zählen:
Vitamin A,
Vitamin B1,
Vitamin B2,
Vitamin B3,
Vitamin B6,
Vitamin B12,
Vitamin C,
Vitamin D,
Vitamin E,
Vitamin K,
Karotinoide,
Biotin,
auch Vitamin H bezeichnet,
Cholin,
eine Phosphatidyl-Substanz,
Inositol, ebenfalls eine
Phosphatidyl-Substanz,
Calcium,
Chlorid,
Magnesium,
Phosphor,
Kalium,
Natrium,
Schwefel,
Kupfer,
Jod,
Eisen,
Mangan,
Molybdän,
Selen,
Vanadium,
Zink,
Bor,
Chrom,
Silizium,
L-Theanin
Tryptophan,
Methionin,
Threonin,
Valin,
Lycopin,
Leucin,
Isoleucin,
N-Acetylcystein,
Lysin,
Probiotika,
Linolsäure,
Gamma-Linolsäure, GLA,
Alpha-Linolsäure, ALA,
Eicosapentaensäure, EPA,
Docosahexaensäure, DHA,
Melatonin,
Testosteron,
Pregnenolon.

Idealerweise werden sie nach den Gesetzen der Chronobiologie für die Einnahme am Morgen oder am Abend zusammengestellt und empfohlen.

Die Schlaganfall-Zeitschrift der American Heart Association, „Stroke", berichtete im Juli 2015 über die bisher größte Vitamin E-Studie, bei der sich zeigte, dass dieser Mikronährstoff Beschädigung der Substantia alba, der weißen Gehirnzellen, durch freie Sauerstoffradikale begrenzen kann. ❖

Morgens, abends, rund um die Uhr

So sieht intelligent konzipierte Unterstützung der kognitiven Gehirnleistungen, aktiver Schutz der Gehirngewebe und signifikante Stärkung der Nervensysteme aus: Für anregende Wirkungen auf die neuronalen Strukturen empfiehlt sich die Einnahme kommunikationsfördernder Substanzen am Morgen. Zum Ziel der Regeneration dient die Verabreichung anti-oxidativer und anderer Wirkstoffe zum Abend hin.

Zahlreiche Wirkstoffe sind sinnvoll rund um die Uhr, Tag und Nacht. Andere wirken besser morgens oder abends, in einem Abstand von mindestens acht Stunden zur Einnahme bestimmter anderer Substanzen, die sie sonst hemmen würden. Und wieder andere sind Teamworker, die einander unterstützen. Sie werden in der Regel gleichzeitig eingenommen.

Alle Mikronährstoffe unterstützen auf irgendeine Weise stets auch die Funktionen der Nervensysteme. Darüber hinaus wurden in zahllosen Studien spezielle Gehirnhelfer mit besonders erwünschten Potenzialen ermittelt. ❖

Nervennahrung und Gehirnhelfer morgens

Hinweis: Der empfohlene Zeitpunkt für eine Verabreichung der Aminosäure 5-HTP berücksichtigt das Therapieziel. Bei Depression: einmalig am Morgen; bei Migräne am Morgen und am Mittag; bei Fibromyalgie über den Tag verteilt drei Mal.

Als spezielle Morgenhelfer für die Nervensysteme und die Gehirngewebe gelten:

Vinpocetin, Huperzin A, Vitamin E, NADH und Co-Enzym Q10Inositol-Hexanicotinat, Inositol-Hexaphosphat, Cholin, Dimethylaminoethanol, (abgekürzt DMAE, ein mit dem Neurotransmitter Acetylcholin verwandter Alkohol).

Aus wissenschaftlichen Erkenntnissen kristallisiert sich diese Empfehlung einer Morgenversorgung generell des ganzen Organismus heraus:

Vitamin A, natürliche Carotinoide (Beta-Carotin, Lutein, Lycopen), Vitamin D, Vitamin E, Cholin, Vitamin B6, Inositol, Vitamin C, Vitamin K, Citrus-Bioflavonoide, Calcium, Magnesium (weniger als am Abend), Mangan, Bor, Chrom, Selen, Molybdän, Jod. ❖

Nervennahrung und Gehirnhelfer abends

Als spezielle Abendhelfer für die Nervensysteme und die Gehirngewebe gelten:

Vitamin B1, Vitamin B2, Vitamin B12, Folsäure, Pantothensäure, Ginkgo biloba-Extrakt, Acetyl-L-Carnitin, Phosphatidyl-Serin und Panax ginseng-Extrakt.

Aus wissenschaftlichen Erkenntnissen kristallisiert sich diese Empfehlung einer Abendversorgung generell des ganzen Organismus heraus:

Vitamin B1, Vitamin B2, Niacinamid, Pantothensäure, Biotin, Folsäure, PABA, Vitamin B12, Magnesium (mehr als am Morgen), Kalium, Zink, Eisen, Kupfer, Ginseng-Extrakt, Ingwer-Extrakt. ❖

Auf den Punkt gebracht

Die Fibromyalgie ist ein Syndrom mit im Körper ausgebreiteten, wanderndernden und dauerhaft bestehenden Schmerzen. Katastrophal belastend sind auch die Begleiterkrankungen: Angstzustände, Schlafstörungen, Erschöpfung, Konzentrationsschwäche, Unruhe, Pessimismus, Depression, Antriebsschwäche, Atemnot, Herzrhythmusstörungen, Reizdarm, Bauchkrämpfe, Durchfall oder Verstopfung und Reizbarkeit.

Jeder Betroffene leidet anders. Die Allgemeinmedizin ist völlig überfordert. Besuche beim Arzt bleiben ohne Befund.

Eine ganzheitliche Betrachtungsweise erkennt als zu Grunde liegende Hauptproblematik eine andauernde oxidative und inflammatorische Stresserkrankung. Sie bringen Chaos in die zwei wichtigsten Systeme für die Bewältigung jeder außergewöhnlichen Belastung.

Da ist einmal das sympathische Nervensystem. Es kennt normalerweise nur Flucht oder Kampf. In der Fibromyalgie führt die dauernde Beanspruchung direkt in die Zerstörung.

Und es ist die enorm wichtige Verbindung der Chefetage des Gehirns mit dem übrigen Körper. Diese Hypothalamus-Hypophyse-Nebennieren-Achse wird auch als Stresshormonsystem bezeichnet. Sie ist einer von sieben Schaltkreisen im Körper, zuständig auch für das Schmerzmanagement, mit Rückkoppelungsmechanismus in das Gehirn. Dieser Hypothalamus-Hypophyse-Nebennieren-Achse droht die Erschöpfung.

Beide Kommunikationssysteme reagieren in zwei Richtungen, und beide Wirkungen sind jedesmal verkehrt: total übererregt oder enorm gebremst. Ihre Überforderung produziert die Nebennierenschwäche, ein schweres Leiden, das bagatellisiert wird.

Unter schwerem Verdacht stehen legale Nahrungszusätze und mit Grenzwerten zugelassene Schadstoffe. Ihre Zahl geht in die Hunderte.

Jedes noch so uneinheitliche Merkmal ist eine unmittelbare Reaktion auf die wahren Ursachen: gravierende Störung der Neurotransmittersysteme, durch Überbelastung, Übererregung und toxische Schädigung von Nervenzellen, gekennzeichnet vor allem durch den ausgeprägten Serotoninmangel; und Dysbalance im Hormonsystem, durch Dauerstress von innen und außen, hormonal wirkende Umweltstoffe, so genannte endokrine Disruptoren eingeschlossen.

Markierende Kennzeichen sind ein ausgeprägter Serotoninmangel und die Berg-und-Talfahrt des Cortisolspiegels. Viele Substanzen im Blut sind erniedrigt, einige erhöht.

Hunderten toxischen, zerstörerischen Substanzen müssen ausgewählte Mikronährstoffe mit speziellen Potenzialen entgegengesetzt werden. Diese Gehirnhelfer und Nervenstoffe sind identifiziert. Jeder muss sie in ausreichender Menge zuführen, insbesondere Patientinnen und Patienten mit der Fibromyalgie.

In jüngster Zeit werden große Erwartungen mit dem Vitamin D verbunden. ❖

Anerkennung

Wir dürfen nicht vergessen, erinnerte der amerikanische Freidenker Robert G. Ingersoll im 19. Jahrhundert, dass es in der Natur weder Belohnungen noch Bestrafungen gibt, nur Folgen. Auch die Fibromyalgie ist die Konsequenz aus vielen Faktoren. Die moderne Wissenschaft erkennt mehr und mehr, dass nicht in erster Linie falsche Lebensstilentscheidungen oder gar persönliche Willensschwäche bei der Entstehung dieser psycho-neuro-endokrino-immunologischen Erkrankung eine große Rolle spielen. Unter Verdacht stehen viele Schuldige, etwa chronische Entzündungen, Fehlreaktionen der Immunabwehr, Antiobiotikabehandlungen und insbesondere auch vermeidbare externe Belastungen: Hunderte von industriell hergestellten chemischen Substanzen, Lebensmittelzusätzen, Pflanzenchemikalien, Weichmacher, Kosmetika und Schwermetallen, Antibiotika. Mehr als 70 Exzitotoxine in den Fertignahrungsmitteln erregen Gehirnnerven bis zu ihrer Zerstörung. Geschätzte 800 so genannte Endokrine Disruptoren unterbrechen Hormoneffekte. Ihre Wirkungen maskieren sich mit Symptomen weit verbreiteter Leiden.

Auch deshalb ging und geht immer noch der Diagnose einer Fibromyalgie in sehr vielen Fällen ein jahrelanger Irrweg voraus.

Die Wende ereignete sich im März 2013. Die Molekularbiologin Privatdozentin Dr. Nurcan Üçeyler und die Professorin der Neurologie Dr. Claudia Sommer an der Universität Würzburg. Sie entdeckten erstmals einen wiederholbaren Nachweis für Beschädigungen an den feinsten Nervenfasern bei Patientinnen und Patienten mit Fibromyalgie.

Auch Ärzten im AHEPA Krankenhaus Thessaloniki, Griechenland, deren Namen – Karras, Rapti, Matsoukas und Kotsa – noch weniger geläufig sind als jene der beiden deutschen Neurologinnen, wird einmal vielleicht der Dank der großen Fibromyalgiegemeinde gebühren. Sie haben eine vielleicht überragende Rolle des Vitamins D als Bioregulator in den Schmerzleitungsbahnen nachgewiesen.

Auch Kathleen F. Holton von der University of Arizona hat einen neuen Weg in der Vermeidung und in der Behandlung von Fibromyalgie eingeschlagen. Die amerikanische Wissenschaftlerin erforscht Zusammenhänge zwischen Ernährung und weit verbreiteten Erkrankungen, wobei auch ihr Schwerpunkt auf dem neuronalen System liegt. Als Autorin von „The Excitotoxin Elimination Diet" hat sie Grundsätze einer Nahrungswahl ohne die Nervenerregungsgiftstoffe der Nahrungsindustrie festgelegt.

+++

Dank der Präventionsmedizin gebührt Linus Pauling, Ph. D., Chemiker und Biochemiken, Doktor der Philosophie, zweifacher Gewinner eines Nobelpreises und einer größten modernen Wissenschaftler. Ebenso Abram Hoffer, Ph. D., Biologe, Physiker und Psychiater, der sich unermüdlich den Kritikern an seiner Multivitamintherapie gegen Krebs mit Patientenbeispielen und statistischen Analysen entgegenstellte. Seine Arbeit begründet neue Hoffnungen, diese Krankheit zu überleben. Beachtung verdienen auch die Erfahrungen der Ärztin Lorraine Day, M. D., eine international beachtete Unfallchirurgin und Dozentin; Duane Graveline, M. D., Aerospacemedizinerin, Forscherin und Fliegerärztin; und Johanna Budwig, Ph. D., die aus Essen stammende Apothekerin, Biochemikerin und Ernährungsmedizinerin. Ihre Öl-Eiweiß-Diät gegen Krebs setzt vor allem auf Anti-Oxidanzien zur Störung des Stoffwechsels in Tumorzellen.

Lange nach dem Tod von Linus Pauling und Johanna Budwig ist es noch nicht für die Anwendung ihrer praktikablen Empfehlungen zu spät, die von diesen beiden zum Schutz vor Krebs und vor anderen schweren Leiden, die unsere Gesellschaft herausfordern, herausgearbeitet wurden.

+++

Die Quintessenz des Wissens und der Richtungsweisungen dieser und anderer Wissenschaftler sind Grundlagen der im IGK-Verlag veröffentlichten medizinischen Bücher. Die Publikationen zahlreicher Forscher haben unsere Autoren beflügelt und die Arbeit an ihren Büchern für einen großen Leserkreis erleichtert. Dazu zählen neben Linus Pauling, Ph. D., und Johanna Budwig, Ph. D., auch F. R. Klenner, M. D., W. J. McCormick, M. D., Abraham Hoffer, Ph. D., M. D., Kilmer S. McGully, M. D., Lorraine Day, M. D., Andrew Weil, M. D., Duane Graveline, M. D., Russel Blaylock, M. D., und Leonard G. Horowitz, D. M. D., M. Ph.

Ohne deren unermüdliche Forschungsarbeit, ihre wegweisenden Arbeiten und ihren Veröffentlichungen würde unseren Büchern einiges fehlen.

+++

Jedoch muss der Blick auch auf den spannendsten Wissenschaftsbereich unserer Zeit gerichtet werden, für den es noch keine allgemein anerkannte Bezeichnung gibt. Ob Präventionsmedizin, Anti-Aging oder Alternsintervention – dahinter stehen Wissenschaftler und Ärzte, die seit etwa zwei Jahrzehnten nicht mehr akzeptieren, dass wir Menschen den alterstypischen Degenerationen wehrlos ausgeliefert sind. Diese millionenfach auftretenden Folgen werden simpel als Krankheit definiert und mit immer mehr verschreibungspflichtigen Substanzen einigermaßen in Schach gehalten.

Anti-Aging-Ärzte haben sich der Prävention verpflichtet. Auf der Basis des rapide wachsenden Verständnisses der Alterskrankheiten betreiben sie die sinnvolle Vermeidung der durch die Alterungsprozesse vermittelten pathologischen Bedingungen.

Zu viel Gewicht hat die westliche

Medizin darauf gelegt – und legt zum Teil immer noch –, eingetretene Krankheiten zu behandeln statt sie nach Möglichkeit rechtzeitig zu verhindern. „Anti-Aging beginnt im Mutterleib" ist mehr als eine publikumswirksame Phrase. Es ist Ausdruck der begeisternden Fortschritte unter unseren Augen, Prozesse des Alterns zu verstehen und sie positiv zu begleiten. So können Risiken von Krankheit, Behinderung und Tod sowohl einzelner Menschen wie ganzer Bevölkerungsgruppen reduziert werden.

IGK-Verlag
Neusiedl am See, im Oktober 2016

Literatur

Rüdiger Schmitt-Homm,
Simone Homm
Handbuch Anti-Aging und Prävention
VAK Verlags GmbH

Jan-Dirk Fauteck, Imre Kusztrich
Das Phytamin Prinzip
Brandstätter

Jan-Dirk Fauteck, Imre Kusztrich
90 Mikronährstoffe gegen 900 Krankheiten
IGK-Verlag (EBook)

Marcus Bennettberg, Imre Kusztrich
Superkräfte der Mikronährstoffe von Kopf bis Fuß: Handbuchder 150 wichtigsten Phytamine
Gesund-Macher chronobiologisch
IGK-Verlag

Jenny R.N. Fransen,
Russell. Jon M.D. Ph.D
The Fibromyalgia Help Book: Practical Guide to Living Better with Fibromyalgia
Smith House Press

Mia Soleil
Fibromyalgia Book Guide: How To Successfully Live With Fibromyalgia & Recipes For The Fibromyalgia Diet
(fatigue, pain management, chronic pain, nerve pain, pain ... pain, fibromyalgia books)
Joy Publishing & Marketing Coproration

Brett L. Bolton
The Secret Power of Plants
Abacus

Wissenschaftliche Quellen

Üçeyler N et al.: Small fibers in fibromyalgia syndrome; Brain 2013; doi:10.1093/brain/awt053

Üçeyler N, et al: Small fibre pathology in patients with fibromyalgia syndrome. Brain 2013.

Nurcan Üçeyler, Claudia Sommer: Reply: Small fibre neuropathy, fibromyalgia and dorsal root ganglia sodium channels DOI: http://dx.doi.org/10.1093/brain/awt115 e247 First published online: 31 May 2013

Gesine Saher et al.:: High cholesterol level is essential for myelin membrane growth Nature Neuroscience 8, 468 - 475 (2005) 27 March 2005 l doi:10.1038/nn1426

Geoffrey Littlejohn: Neurogenic neuroinflammation in fibromyalgia and complex regional pain syndrome Nature Reviews Rheumatology 11, 639–648 (2015)

Karras S, Rapti E, Matsoukas S, Kotsa K: Vitamin D in Fibromyalgia: A Causative or Confounding Biological Interplay? Nutrients. 2016 Jun 4;8(6). pii: E343. doi: 10.3390/nu8060343.

Cagampang FR, Bruce KD: The role of the circadian clock system in nutrition and metabolism Br J Nutr. 2012 Aug;108(3):381-92. doi: 10.1017/S0007114512002139. Epub 2012 Jun 8.

Kantor ED, Lampe JW, Kratz M, White : Lifestyle factors and inflammation: associations by body mass index. PLoS One 8: e67833 (2013).

Ganji, Vijay, et al.: Serum vitamin D concentrations are related to depression in young adult US population: the Third National Health and Nutrition Examination Survey International archives of medicine, 2010, 3. Jg., Nr. 1, S. 29

Dr. Timothy C Birdsall: 5-Hydroxytryptophan: a clinically-effective serotonin precurser Alternative medicine review 3(4):271-80 · September 1998

Ernest H. S. Choy: The role of sleep in pain and fibromyalgia Nature Reviews Rheumatology 1, 513–520 (2015)

Holton KF et al: The effect of dietary glutamate on fibromyalgia and irritable bowel symptoms Clin Exp Rheumatol. 2012 Nov-Dec;30(6 Suppl 74):10-7. Epub 2012 Dec 14.

Dudenkov D, et al: Serum 25-hydroxyvitamin D values and risk of all-cause mortality: a population-based, retrospective cohort study American Society for Bone and Mineral Research 2016; Abstract FR0001.

Frederick Wolfe, Brian Walitt:
Culture, science and the changing nature of fibromyalgia
Nature Reviews Rheumatology 9, 751–755 (2013)

Faber CG et al.:
Gain of function Nav1.7 mutations in idiopathic small fiber neuropathy
Ann Neurol. 2012 Jan;71(1):26-39. doi: 10.1002/ana.22485. Epub 2011 Jun 22.

Chiara De Luca et al.:
Review: The Search for Reliable Biomarkers of Disease in Multiple Chemical Sensitivity and Other Environmental Intolerances
Int. J. Environ. Res. Public Health 2011, 8(7), 2770-2797; doi:10.3390/ijerph8072770

Clauw, DJ:
Fibromyalgia
Rheumatology, 4th ed. Spain: Mosby Elsevier, 2008: 701-711.

Crofford, L:
Fibromyalgia
American College of Rheumatology. Mar. 6, 2014.

Faber CG et al.:
Gain of function Nav1.7 mutations in idiopathic small fiber neuropathy. Ann Neurol 2012;71:26-39.

Lerma C:
Nocturnal heart rate variability parameters as potential fibromyalgia biomarker: correlation with symptoms severity
Arthritis Res Ther 2011;

Martinez-Lavin M et al.:
Norepinephrine-evoked pain in fibromyalgia. A randomized pilot study [ISRCTN70707830].
BMC Musculoskelet Disord 2002;3:2.
CrossRefMedline

Martinez-Lavin M:
Use of the Leeds assessment of neuropathic symptoms and signs questionnaire in patients with fibromyalgia
Semin Arthritis Rheum 2003;32:407-11.

Martinez-Lavin M:
Fibromyalgia: when distress becomes (un)sympathetic pain
Pain Res Treat 2012. 2012: 981565.

Vargas-Alarcon G et al.:
A SCN9A gene-encoded dorsal root ganglia sodium channel polymorphism associated with severe fibromyalgia
BMC Musculoskelet Disord 2012;13:23.

Bret Stetka:
Fibromyalgia: Maligned, Misunderstood and (Finally) Treatable
Research suggests it's a disease of the central nervous system
Scientific American, May 27, 2014

Efrati S et al.:
Hyperbaric oxygen therapy can diminish fibromyalgia syndrome – prospective clinical trial
PLOS one 2015; 10: e0127012.
doi:10.1371/journal.pone.0127012

Perrot S, Russell IJ:
More ubiquitous effects from non-pharmacologic than from pharmacologi treatments for fibromyalgia syndrome: a meta-analysis exami-

ning six core symptoms
Eur J Pain 2014; 18: 1067-1080

Langhorst J, Häuser W, Bernardy K, Lucius H, Settan M, Winkelmann A, Musial F.:
Komplementäre und alternative Verfahren beim Fibromyalgiesyndrom. Systematische Übersicht, Metaanalyse und Leitlinie
Schmerz 2012; 26: 311-317

Rasmussen LB, Mikkelsen K, Haugen M, Pripp AH, Fields JZ, Førre ØT:
Treatment of fibromyalgia at the Maharishi Ayurveda Health Centre in Norway II--a 24-month follow-up pilot study. 2012.
Ayurveda
Clin Rheumatol. 2012 May;31(5):821-7. doi: 10.1007/s10067-011-1907-y.

Mahdi AA1, Fatima G, Das SK, Verma NS:
Abnormality of circadian rhythm of serum melatonin and other biochemical parameters in fibromyalgia syndrome
Department of Biochemistry, C.S.M. Medical University U.P, Lucknow, 226 003, India.

Aroha Sánchez et al.:
Evaluating the Oxidative Stress in Inflammation: Role of Melatonin
Int. J. Mol. Sci. 2015, 16(8), 16981-17004; doi:10.3390/ijms160816981

Cadenas, E, Davies, K.J.A.:
Mitochondrial free radical generation, oxidative stress and aging.
Free Radic. Biol. Med. 2000, 29, 222–230.

Moniczewski, A et al.:
Oxidative stress as an etiological factor and a potential treatment target of psychiatric disorders. Part 1. Chemical aspects and biological sources of oxidative stress in the brain
Pharmacol. Rep. 2015, 67, 560–568.

Nathan, C:
Specificity of a third kind: Reactive oxygen and nitrogen intermediates in cell signalling
J. Clin. Investig. 2003, 111, 769–778.

Mc Cord, J:
The evolution of free radicals and oxidative stres
Am. J. Med. 2000, 108, 652–659.
Valko, M et al.:
Free radicals and antioxidants in normal physiological functions and human disease
Int. J. Biochem. Cell Biol. 2007, 39, 44–84.

Naik, E, Dixit, VM:
Mitochondrial reactive oxygen species drive pro-inflammatory cytokine production
J. Exp. Med. 2011, 208, 417–420.

Babatunji EO, Abiola, FA, Abidemi, PK:
Reactive oxygen species, apoptosis, antimicrobial peptides and human inflammatory diseases
Pharmaceuticals 2015, 8, 151–175.

Smaga, I et al.:
Oxidative stress as an etiological factor and a potential treatment target of psychiatric disorders. Part 2. Depression, anxiety, schizophrenia and autism
Pharmacol. Rep. 2015, 67, 569–580.

Golpich, M et al.:
Glycogen synthase kinase-3 β (GSK-3β) signaling: Implications for Parkinson's disease
Pharmacol. Res. 2008, 97, 16–26.

Tucker, P, Scanlan, A, Dalbo, VJ:
Chronic kidney disease influences multiple systems: Describing the relationship between oxidative stress, inflammation, kidney damage, and concomitant disease
Oxid. Med. Cell. Longev. 2015, 806358, 1–8.

[Piechota-Polanczyk, A.; Fichna, J.:
The role of oxidative stress in pathogenesis and treatment of inflammatory bowel diseases. Naunyn Schmiedebergs Arch. Pharmacol. 2014, 387, 605–620.

Sánchez-Domínguez, B et al.:
Oxidative stress, mitochondrial dysfunction and, inflammation common events in skin of patients with Fibromyalgia
Mitochondrion 2015, 21, 69–75.

Wallace, D.J. et al.:
Cytokines play an aetiopathogenetic role in fibromyalgia: A hypothesis and pilot study. Rheumatology 2001, 40, 473–479.

Macchi, M.M.; Bruce, J.N.:
Human pineal physiology and functional significance of melatonin Front. Neuroendocrinol. 2004, 25, 177–195.

Dragicevic, N. et al.:
Melatonin treatment restores mitochondrial function in Alzheimer's mice: A mitochondrial protective role of melatonin membrane receptor signaling
J. Pineal Res. 2011, 51, 75–86.

Malhotra, S.; Sawhney, G.; Pandhi, P.:
The therapeutic potential of melatonin: A review of the science. Med. Gen. Med. 2004, 6, 46.

Kedzierski, R.; Yanagisawa, M.:
Endothelin system: The double-edged sword in health and disease. Annu. Rev. Pharmacol. Toxicol. 2001, 41, 851–876.

Scardina, G.A.; Messina, P.:
Good oral health and diet. J. Biomed. Biotechnol. 2012, 720692, 1–8.

Evans, M.D.; Dizdaroglu, M.; Cooke, M.S.:
Oxidative DNA damage and disease: Induction, repair and significance. Mutat. Res. 2004, 567, 1–61.
Bennett, R.M.; Jones, J.; Turk, D.C.; Russell, I.J.; Matallana, L.:
An internet survey of 2596 people with fibromyalgia.
BMC Musculoskelet. Dis. 2007, 8, 27.

Kalyan-Raman, U.P.; Kalyan-Raman, K.; Yunus, M.B.:
Muscle pathology in primary fibromyalgia syndrome: A light microscopic, histochemical and ultrastructural study. J. Rheumatol. 1984, 11, 808–813.

Lucas, H.J.; Brauch, C.M.; Settas, L.:
Fibromyalgia—New concepts of pathogenesis and treatment. Int. J. Immunopathol. Pharmacol. 2006, 19, 5–10.

Hussain, S.A.; Al-Khalifa, I.I.; Jasim, N.A.; Gorial, F.I.:
Adjuvant use of melatonin for treatment of fibromyalgia. J. Pineal Res. 2011, 50, 267–271. [Google Scholar] [CrossRef] [PubMed]

García-González, A; Gaxiola-Robles, R; Zenteno-Savín, T:
Oxidative stress in patients with rheumatoid

arthritis.
Rev. Investig. Clin. 2015, 67, 46–53.

Simone S. Nascimento:
Cyclodextrin-Complexed Ocimum basilicum Leaves Essential Oil Increases Fos Protein Expression in the Central Nervous System and Produce an Antihyperalgesic Effect in Animal Models for Fibromyalgia
Int. J. Mol. Sci. 2015, 16(1), 547-563; doi:10.3390/ijms16010547

Henriët van Middendorp:
Prevalence and relevance of Type D personality in fibromyalgia☆
General Hospital Psychiatry, March-April 2016

Wolfe, F. New American College of Rheumatology criteria for fibromyalgia: a twenty-year journey. Arthritis Care Res. 2010;62:583–584.

Montoro, C.I., del Paso, G.A.R.:
Personality and fibromyalgia: relationships with clinical, emotional, and functional variables
Pers Individ Differ. 2015;85:236–244.

Denollet, J.:
DS14: standard assessment of negative affectivity, social inhibition, and Type D personality
Psychosom Med. 2005;67:89–97.

Barnett, M.D., Ledoux, T., Garcini, L.M., Baker, J.:
Type D personality and chronic pain: construct and concurrent validity of the DS14
J Clin Psychol Med Settings. 2009;16:194–199.

Van Middendorp, H. et al.:
Emotions and emotional approach and avoidance strategies in fibromyalgia
J Psychosom Res. 2008;64:159–167.

Thieme, K., Turk, D.C., Flor, H.:
Comorbid depression and anxiety in fibromyalgia syndrome: relationship to somatic and psychosocial variables
Psychosom Med. 2004;66:837–844.

Kool, M.B. et al.:
Lack of understanding in fibromyalgia and rheumatoid arthritis: the Illness Invalidation Inventory (3*I)
Ann Rheum Dis. 2010;69:1990–1995.

Asbring, P., Narvanen, A.L.:
Ideal versus reality: physicians perspectives on patients with chronic fatigue syndrome (CFS) and fibromyalgia
Soc Sci Med. 2003;57:711–720.

Eide, H., Sibbern, T., Egeland, T., Finset, A., Johannessen, T., Miaskowski, C. et al.:
Fibromyalgia patients' communication of cues and concerns. Interaction analysis of pain clinic consultations
Clin J Pain. 2011;27:602–610.

Van Middendorp, H., Lumley, M.A., Jacobs, J.W.G., Bijlsma, J.W.J., Geenen, R.:
The effects of anger and sadness on clinical pain reports and experimentally-induced pain thresholds in women with and without fibromyalgia
Arthritis Care Res. 2010;62:1370–1376.

Van Middendorp, H., Lumley, M.A., Moerbeek, M., Jacobs, J.W.G., Bijlsma, J.W.J., Geenen, R:
Effects of anger and anger regulation styles on

pain in daily life of women with fibromyalgia: a diary study.
Eur J Pain. 2010;14:176–182.

Geenen, R., Van Ooijen-van der Linden, L., Lumley, M.A., Bijlsma, J.W.J., Van Middendorp, H.:
The match-mismatch model of emotion processing styles and emotion regulation strategies in fibromyalgia
J Psychosom Res. 2012;72:45–50.

Hays, R.D., Morales, L.S.:
The RAND-36 measure of health-related quality of life
Ann Med. 2001;33:350–357.

Grande, G., Jordan, J., Kummel, M., Struwe, C., Schubmann, R., Schulze, F. et al.:
Evaluation of the German type D scale (DS14) and prevalence of the type D personality pattern in cardiological and psychosomatic patients and healthy subjects
Psychother Psychosom Med Psychol. 2004;54:413–422.

Gillis, M.E., Lumley, M.A., Mosley-Williams, A., Leisen, J.C.C., Roehrs, T.:
The health effects of at-home written emotional disclosure in fibromyalgia: a randomized trial. Ann Behav Med. 2006;32:135–146.

Bennett, R.M., Friend, R., Jones, K.D., Ward, R., Han, B.K., Ross, R.L.:
The Revised Fibromyalgia Impact Questionnaire (FIQR): validation and psychometric properties
Arthritis Res Ther. 2009;11:14
DOI: http://dx.doi.org/10.1186/ar2783

Linda Oudejans:
Cornea nerve fiber quantification and construction of phenotypes in patients with fibromyalgia
Leiden University Medical Centre,
Scientific Reports 6:23573 · March 2016

Laura D. Ellingson et al.:
Exercise Strengthens Central Nervous System Modulation of Pain in Fibromyalgia
Brain Sci. 2016, 6(1), 8;
doi:10.3390/brainsci6010008

Susanne Becker, Petra Schweinhardt:
Dysfunctional Neurotransmitter Systems in Fibromyalgia, Their Role in Central Stress Circuitry and Pharmacological Actions on These Systems
Alan Edwards Centre for Research on Pain, Faculty of Dentistry, McGill University, Montreal, QC, Canada H3A 2B2, July 2011

Mercedes Del Rey:
Fighting Fibromyalgia with the Anti Inflammatory Diet: Your Total Solution to Chronic Fatigue and Pain Reduction (Pain Management and Pain Cure Using Diet) Kindle Edition

Holton, Kathleen F:
The Excitotoxin Elimination Diet: A Novel Dietary Intervention for those with Fibromyalgia and Irritable Bowel Syndrome
The University of Arizona, May 2016
http://hdl.handle.net/10150/196089

Olney JW:
Excitotoxins in foods. Neurotoxicology. 1994 Fall;15(3):535-44.
Scopp AL.:
MSG and hydrolyzed vegetable protein indu-

ced headache: review and case studies. Headache. 1991 Feb;31(2):107-10.

Humphries P, Pretorius E, Naud H.:
Direct and indirect cellular effects of aspartame on the brain. Eur J Clin Nutr. 2008 Apr;62(4):451-62.

Andermann F, Carpenter S, Zatorre RJ, Cashman NR.:
Temporal lobe epilepsy caused by domoic acid intoxication: evidence for glutamate receptor-mediated excitotoxicity in humans
Ann Neurol. 1995 Jan;37(1):123-6.

Parsons RB, Waring RH, Ramsden DB, Williams AC:
In vitro effect of the cysteine metabolites homocysteic acid, homocysteine and cysteic acid upon human neuronal cell lines
Neurotoxicology. 1998 Aug-Oct;19(4-5):599-603.

Smith JD, Terpening CM, Schmidt SO, Gums JG.:
Relief of fibromyalgia symptoms following discontinuation of dietary excitotoxins.
Ann Pharmacother. 2001 Jun;35(6):702-6.

Sarah C. Corriher:
Fibromyalgia: The F.D.A. Ignores An Entire Disease Caused By Its Approved Excitotoxins and Remains Silent About The Cure
The Health Wyze Report, February 12 2010

Dr John Briffa:
Dietary 'excitotoxins' linked with fibromyalgia and irritable bowel syndrome
Healthy Eating, August 31 2012

Holton KF, et al.:
The effect of dietary glutamate on fibromyalgia and irritable bowel symptoms.
Clin Exp Rheumatol. 2012 Jul 4.

Blundell, JE:
Serotonin manipulations and the structure of feeding behaviour Appetite. 1986;7 Suppl:39-56.

Braly, James and Holford, Patrick:
Hidden Food Allergies: Is What You Eat Making You Ill?
Piatkus: London, 2005.

Cousens, Gabriel:
Conscious Eating
Essene Vision Books: Arizona, 1992.

Fuhrman, Joel. Eat to Live: The Revolutionary Formula for Fast and Sustained Weight Loss.
Little, Brown and Company, New York: 2003.

Leibowitz, Sarah, Alexander, Jesline:
Hypothalamic serotonin in control of eating behavior, meal size, and body weight
Biological Psychiatry Journal, 1 November 1998, Vol 44 No. 9, 851-864.

Wurtman, Judith:
Serotonin: What It is and Why It's Important for Weight Loss. http://www.psychologytoday.com/blog/the-antidepressant-diet/201008/serotonin-what-it-is-and-why-its-important-weight-loss. August 5, 2010.

Wurtman, JJ and Wurtman, RJ:
Brain serotonin, carbohydrate-craving, obesity and depression.
Obesity Research, Nov 1995;3 Suppl 4

Neumeister A, Young T, Stastny J.:
Implications of genetic research on the role of the serotonin in depression: emphasis on the serotonin type 1A receptor and the serotonin transporter
Psychopharmacology (Berl)2004;174:512-24.

Perreau-Linck E, Beauregard M, Gravel P, et al.:
In vivo measurements of brain trapping of α-[11C]methyl-L-tryptophan during acute changes in mood states
J Psychiatry Neurosci 2007;32:430-4.

Lambert KG:
Rising rates of depression in today's society: Consideration of the roles of effort-based rewards and enhanced resilience in day-to-day functioning Neurosci Biobehav Rev2006;30:497-510.

JJ Chang, et. al.:
The Association of Sleep Duration and Depressive Symptoms in Rural Communities of Missouri, Tennessee, and Arkansas
Journal of Rural Health; June 2012
http://www.ncbi.nlm.nih.gov/pubmed/22757951

Lisa Lustberg, Charles F. Reynolds:
Sleep Medicine; Depression and insomnia: questions of cause and effect
http://www.smrv-journal.com/article/S1087-0792(99)90075-8/abstract, June 2000

Hara Estroff Marano:
Bedfellows: Insomnia and Depression; Psychology Today; June 2011
http://www.psychologytoday.com/articles/200307/bedfellows-insomnia-and-depression

Zu: Fibromyalgiesyndrom – Therapiemöglichkeiten
http://fibroliga.alfahosting.org/media/Fibrotherapie.pdf

Zu: Fibromyalgiesyndrom - Muskelschmerzen
http://www.hhp.de/beschwerdebilder/beschwerden-der-muskeln/fibromyalgie/

Prof. Dr. Jürgen Samland
FIBROMYALGIE – EIN SCHWACHES ARGUMENT IM SOZIALRECHT?
Rechtstipp 24 07 2009

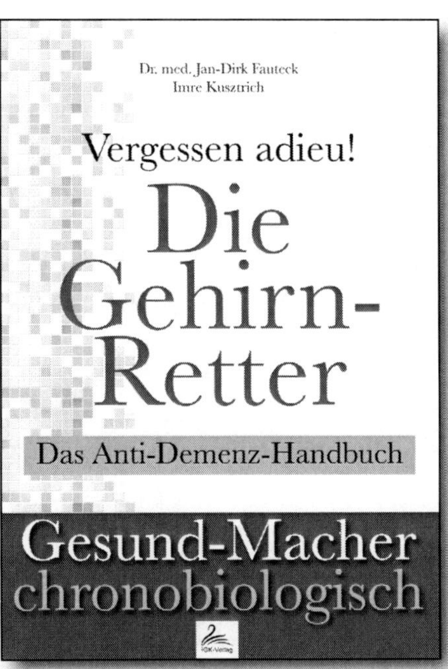

Die Gehirn-Retter: Vergessen adieu! Das Anti-Demenz-Handbuch

22,50 €

ISBN: 978-3-9611115-0-3

Auch als EBook erhältlich

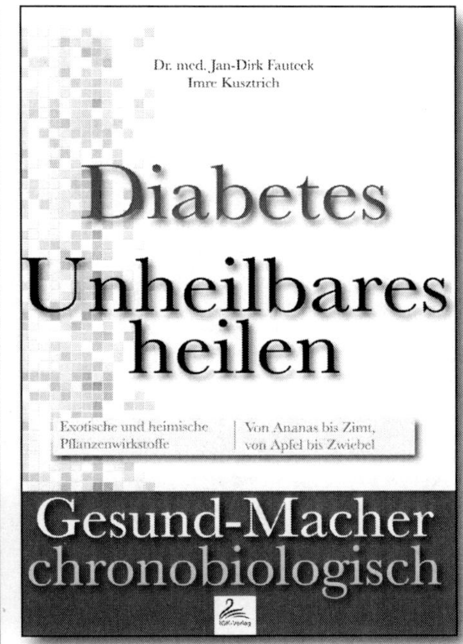

Diabetes Unheilbares heilen

22,90 €

ISBN: 978-3-9611115-2-7

Auch als EBook erhältlich